ÉCOLE SPÉCIALE DES TRAVAUX PUBLICS
DU BATIMENT ET DE L'INDUSTRIE

M. Léon EYROLLES, O. ✳, ❀ I., Ingénieur-Directeur

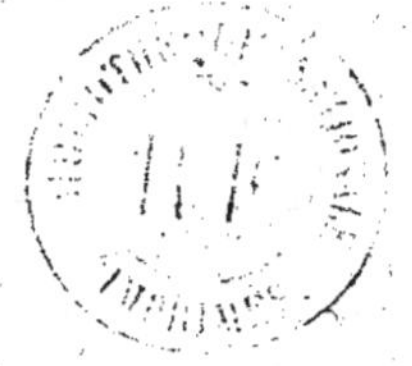

COURS

D'HYGIÈNE DU TRAVAIL

PROFESSEURS :

MM. le Dr BABOU, Licencié ès sciences, ancien interne

et ZACON, Inspecteur du Travail dans l'Industrie, Membre de la Commission
des Distributions d'Energie électrique

Septième édition

PARIS

ÉCOLE SPÉCIALE DES TRAVAUX PUBLICS

Rue Du Sommerard, Rue Thénard et Boulevard Saint-Germain

1919

PROPRIÉTÉ DU DIRECTEUR DE L'ÉCOLE
Tous droits réservés

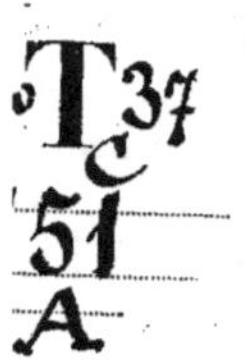

COURS ET INSTRUCTIONS remis aux Auditeurs et Correspondants

Plus de 300 volumes constituant, par spécialité, une bibliothèque extrêmement importante

I. — Français, Rédaction, Anglais, Allemand, Calligraphie, Sténographie, Comptabilité, Géographie

Cours de Langue française :
I. Orthographe et Syntaxe ; II. Rédaction.
Cours de Langue anglaise.
—   allemande.
Cours de Calligraphie.
Cours de Sténographie.
Cours de Rédaction des rapports.
Cours de Comptabilité commerciale appliquée à l'entreprise des travaux publics.
La France, Géographie physique, politique et économique, *avec atlas*.
Cours de Géographie des colonies franç., *avec atlas*.

II. — Mathématiques élémentaires

Cours d'Arithmétique élémentaire.
Cours d'Arithmétique.
Notions de Géométrie pratique.
Notions de Géométrie élémentaire.
Cours de Géométrie (M. DARRÈS).
Cours de Géométrie (M. VASNIER).
1re *Partie*. Géométrie plane. — 2e *Partie*. Géométrie dans l'espace. — 3e *Partie*. Courbes et surfaces usuelles.
Notions d'algèbre et de Calcul trigonométrique.
Cours d'Algèbre.
Cours de Trigonométrie.
Notions de Géométrie descriptive.
Cours de Géométrie descriptive.
Notions de Stéréotomie.
Notions élémentaires de Mécanique.
Cours de Mécanique: 1re *Partie*. Statique. — 2e *Partie*. Cinématique et dynamique.

III. — Mathématiques supérieures

Notions sommaires sur les Dérivées et les fonctions.
Compléments d'Algèbre.
Cours d'Analyse.
Cours supérieur d'Algèbre et d'Analyse.
Livre I. Algèbre (complément) et calcul différentiel. — *Livre II*. Calcul intégral.
Cours de Géométrie analytique.
Cours supérieur de Géométrie analytique.
Livre I. Géométrie plane. — *Livre II*. Géométrie dans l'espace.
Cours supérieur de Géométrie descriptive :
Livre I. Géométrie descriptive. — *Livre II*. Perspective. — *Livre III*. Stéréotomie.
Compléments de Mécanique :
1re *Partie*. Statique. — 2e *Partie*. Cinématique et dynamique.
Cours de Mécanique générale et notions de Mécanique appliquée :
Livre I. Cinématique. — *Livre II*. Dynamique et statique.
Cours de Calcul graphique et nomographie.
Introduction mathématique aux sciences techniques de l'Ingénieur.

IV. Sciences physiques

Notions de Physique.
Cours supérieur de Physique.
Livre I. Notions générales. Pesanteur. Hydrostatique. Chaleur. — *Livre II*. Acoustique et optique. — *Livre III*. Magnétisme et Electricité.
Notions de Chimie.
Cours supérieur de Chimie :
Livre I. Métalloïdes. — *Livre II*. Métaux. — *Livre III*. Chimie organique.
Cours de Chimie appliquée aux travaux publics.
Cours d'Analyse chimique :
Livre I. Méthodes générales d'analyse quantitative. — *Livre II*. Chimie analytique générale.
Cours de Chimie analytique appliquée à la métallurgie.

V. — Géologie, Minéralogie

Notions de Géologie pratique.
—   —   avec collection.

Cours de Géologie et de Minéralogie appliquées.
Livre I. Généralités. — *Livre II*. Les Minéraux et les Roches. — *Livre III*. Paléontologie. — *Livre IV*. Stratigraphie. — *Livre V*. Les Gîtes minéraux et métallifères. — *Livre VI*. Paléogéographie et Tectonique. — *Livre VII*. Hydrologie.

VI. — Résistance des matériaux et Stabilité des constructions

Cours élémentaire de Résistance des matériaux.
Notions de Statique graphique.
Notions de Stabilité. Tabliers métalliques.
Notions de Résistance des matériaux appliquée aux machines.
Cours de Résistance des matériaux appliquée aux machines.
Cours de Résistance des matériaux et de stabilité des constructions.
1re *Partie*. Théorie et résultats d'expériences, Statique graphique. — 2e *Partie*. Poutres droites à une travée, charpentes, etc. — 3e *Partie*. Poutres continues. Poutres en arc. — 4e *Partie*. Murs de Réservoirs. Murs de soutènement. Voûtes. Ouvrages en béton armé.

VII. — Hydraulique et Industries agricoles

Notions élémentaires d'Hydraulique.
Notions sur les Moteurs hydrauliques.
Cours d'Hydraulique et applications :
1re *Partie*. Généralités. Vannes, déversoirs, tuyaux, canaux et aqueducs. Jaugeage des cours d'eau. Moteurs hydrauliques. — 3e *Partie*. Epuration des eaux et assainissement des cours d'eau. — 4e *Partie*. Moteurs hydrauliques. — 5e *Partie*. Utilisation des chutes d'eau en vue de la production de l'énergie électrique. — 6e *Partie*. Formation. Entretien et aménagement des cours d'eau.
Cours de Drainage et irrigation.
Cours de Meunerie.

VIII. — Dessin graphique et appliqué à diverses spécialités. Croquis

Cours de Dessin graphique.
Instruction pour l'exécution du Dessin graphique.
Instruction pr l'exécution du Dessin d'architecture.
Cours de Dessin industriel.
Instruction sur le Dessin des plans.
Instruction sur le Croquis à main levée.
Instruction sur le Croquis à main levée. Organes des machines.

IX. — Mécanique appliquée. Machines

Eléments de Mécanique générale et de Mécanique appliquée.
Cours de Mécanique appliquée :
Livre I. Notions générales. Moments d'inertie. Pesanteur. Centre de gravité. — *Livre II*. Résistances passives. Equilibre des machines. — *Livre III*. Force centrifuge. Volants et régulateurs.
Cours de Technologie Industrielle :
Livre I. Métaux et matières diverses. Organes des machines. — *Livre II*. Travail des métaux et des bois. Outillage industriel.
Notions sommaires sur les machines à vapeur.
Cours de machines à vapeur :
1re *Partie*. Générateurs de vapeur. — 2e *Partie*. Moteurs. — 3e *Partie*. Calcul et étude des principaux organes de machines.
Cours de Thermodynamique.
Notions sur les moteurs à explosion et à combustion.
Cours de Moteurs à gaz :
1re *Partie*. Etude théorique. Etude des gaz. Historique. Moteurs de moyenne puissance. — 2e *Partie*. Moteurs à grande puissance. Moteurs à combustible liquide. — 3e *Partie*. Gazogènes. Entretien des moteurs et gazogènes. Conduite d'une installation.

COURS
D'HYGIÈNE DU TRAVAIL

ÉCOLE SPÉCIALE DES TRAVAUX PUBLICS

DU BATIMENT ET DE L'INDUSTRIE

M. Léon EYROLLES, ✳ (❂ I.), Ingénieur-Directeur

COURS
D'HYGIÈNE DU TRAVAIL

Professeurs : M. Le Dr BABOU

Licencié ès-sciences, ancien Interne

ET

M. ZACON

Inspecteur du Travail dans l'Industrie
Membre de la Commission des Distributions d'Énergie électrique.

7e Édition

PARIS

ÉCOLE SPÉCIALE DES TRAVAUX PUBLICS

Rue du Sommerard, Rue Thénard et Boulevard Saint-Germain

1919

COURS D'HYGIÈNE DU TRAVAIL

TITRE

—

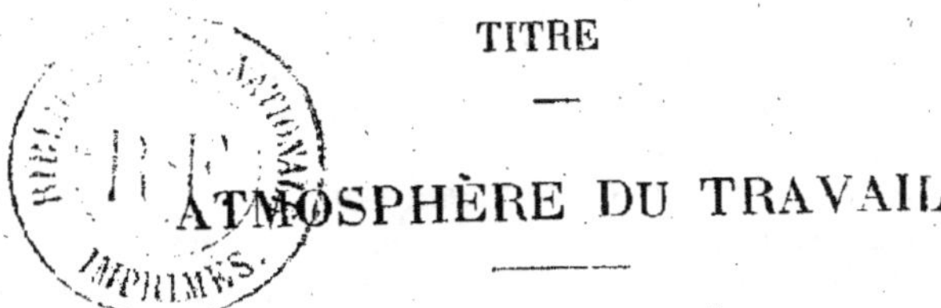

ATMOSPHÈRE DU TRAVAIL

—

CHAPITRE Ier

AERATION ET VENTILATION

SOMMAIRE : § 1. — **Danger de l'air confiné :** Introduction. — Air confiné. — Composition de l'air pur. — Evaluation de la viciation de l'air. — Limite de la viciation de l'air. — Cube des locaux.

§ 2. — **Nécessité de l'aération et de la ventilation :** Ventilation. — Ventilation naturelle. — Causes qui influent sur la ventilation naturelle. — Ventilation dans les ateliers industriels. — Ventilation par cheminée. — Ventilateur hydraulique. — Ventilateurs mécaniques.

INTRODUCTION

Sous la désignation d'*Hygiène industrielle*, nous désignons la science qui étudie la préservation de la santé du personnel dans les mines, les établissements industriels, les chantiers de travaux publics.

La base de l'hygiène industrielle est l'étude des *maladies professionnelles* qui atteignent les ouvriers dans les industries insalubres.

Dans la première partie de ce cours, nous étudierons les connaissances générales qui préparent à l'étude des maladies professionnelles ou qui s'en déduisent.

§ Ier. — DANGER DE L'AIR CONFINÉ

1. Air confiné. — Il est un fait évident : l'homme est un poison pour l'homme ; il répand dans l'atmosphère des produits gazeux, liquides, solides, qui la rendent impropre à la respiration. Donc, toute agglomération est dangereuse pour la santé ; l'encombrement d'un atelier, d'une usine, d'un chantier souterrain contribue non seulement à propager les maladies épidémiques, mais encore à leur donner naissance.

En respirant, l'homme absorbe de l'oxygène et rejette à peu près la même quantité d'acide carbonique : on peut admettre qu'un adulte émet 20 litres d'acide carbonique par heure s'il n'exécute pas de travail ; les efforts musculaires provoquent une combustion plus vive et une émission d'acide carbonique pouvant atteindre 40 à 60 litres.

Cet homme émet également de la vapeur d'eau ; à chaque expiration, il rejette 500 centimètres cubes d'air saturé de vapeur d'eau à 37°. Un calcul simple montre que l'évacuation pulmonaire produira au bout d'une heure (*pendant laquelle auront eu lieu 960 respirations*) 29litres,5 de vapeur d'eau.

L'acide carbonique n'est pas un poison par lui-même, car l'homme peut respirer dans un milieu contenant 1 et même 2 centièmes d'acide carbonique. La tension de ce gaz dans l'air fait seulement un peu augmenter sa tension dans le sang ; les centres respiratoires sont impressionnés plus vivement ; les respirations sont un peu plus fréquentes et un peu plus profondes. L'augmentation de la vapeur d'eau n'est pas non plus importante, bien qu'à la longue, elle entrave l'évaporation pulmonaire et par suite gêne le maintien de l'équilibre calorifique ; mais en même temps que l'acide carbonique et la vapeur d'eau, la respiration pulmonaire exhale des composés gazeux mal connus (*ptomaïnes*) et difficiles à doser.

La respiration vicie donc l'air, mais d'autres causes interviennent encore dans cette viciation : la transpiration cutanée et les gaz intestinaux.

Cet air particulièrement dangereux, que contiennent au bout d'un certain temps les milieux où rien ne vient renouveler l'atmosphère : c'est *l'air confiné*. L'ouvrier qui respire cet air s'anémie, est lentement empoisonné et devient un terrain tout préparé pour le développement de toutes les maladies (*tuberculose*).

L'air confiné peut aussi provoquer un empoisonnement aigu se traduisant par un malaise général, des maux de tête, des vertiges, des nausées, des syncopes, des sueurs, une soif inextinguible, du délire et, dans les cas graves, mais très rares, la mort.

2. Composition de l'air pur. — L'air atmosphérique a une composition remarquablement fixe. Pour 100 volumes, il contient :

Oxygène	20,91
Azote	78.09
Argon	0,94
Acide carbonique.	0 03
Hélium, Crypton, Xénon, Hydrogène.	traces
TOTAL.	100,00

L'air pur ne contient que peu d'acide carbonique. Les plantes en effet, sous l'influence des rayons solaires, l'absorbent, le décomposent et rejettent dans l'atmosphère l'oxygène, après avoir fixé le carbone. La respiration des plantes produit peu d'acide carbonique. L'air contient toujours de la vapeur d'eau.

3. Evaluation de la viciation de l'air. — En raison de la presque impossibilité d'isoler et de doser les produits volatils, on admet comme indice de la viciation de l'air la proportion d'acide carbonique, *d'origine respiratoire*, qu'il contient ; ce gaz est pris dans ce cas non pour sa toxicité particulière, mais comme témoin de la présence de tous les composés gazeux mis en liberté par la respiration.

4. Limite de la viciation de l'air. — D'après Proust, l'odeur de « renfermé » se perçoit quand on vient du dehors, dès que la proportion de $\dfrac{7}{10.000}$ est atteinte, à $\dfrac{10}{10.000}$ l'odeur est très forte.

En France, un avis de la Commission d'hygiène industrielle a prescrit de considérer comme *confiné*, c'est-à-dire ne satisfaisant pas aux conditions réglementaires, l'air de tout local de travail, lorsque la proportion d'acide carbonique, d'origine respiratoire, existant dans l'atmosphère dépasse 1 millième, au voisinage des ouvriers.

5. Cube des locaux. — Renouvellement de l'air. — A première vue, il semble que le cube même des locaux soit appelé à jouer un rôle prédominant ; mais en réalité, le cube d'air d'un local n'a qu'une faible influence sur la viciation de l'atmosphère, dans les limites ordinairement adoptées ; pour un cube d'air de 7^{m3} par personne les temps auxquels la viciation de $\dfrac{10}{10.000}$ est atteinte, sont indiqués ci-après :

Renouvellement d'air V en mètres cubes par tête et par heure.	Temps au bout duquel la viciation de $\dfrac{10}{10.000}$ est atteinte.
20 mètres cubes.	25 minutes 12 sec.
15 —	20 — 48 »
10 —	18 — » »
5 —	16 — 1 »

On ne peut donc compter sur le cube individuel pour éviter de renouveler l'air et *ce renouvellement est la seule manière efficace d'empêcher la viciation.*

§ II. — NÉCESSITÉ DE L'AÉRAGE ET DE LA VENTILATION

6. Ventilation. — La ventilation est nécessaire pour toute habitation, mais surtout dans les habitations collectives, pour réduire au minimum possible le nombre de germes contenus dans l'air des locaux et pour ramener à un taux normal l'oxygène et l'acide carbonique.

Si une personne qui exhale $0^{m3},020$ d'acide carbonique par heure est placée dans une capacité de C mètres cubes, avec un renouvellement de V mètres cubes d'air à l'heure, l'air extérieur contenant $\dfrac{n}{10.000}$ d'acide carbonique, le temps au bout duquel la teneur du local en CO^2 atteint $\dfrac{N}{10.000}$ est donné en heures par la formule :

$$t = 2,303 \ \frac{C}{V} \ log \ \frac{200}{200 - (N - n)\,V} \qquad (1)$$

Cette teneur a d'ailleurs une limite supérieure $\dfrac{N^1}{10.000}$ dont elle s'approche indéfiniment sans jamais l'atteindre et qui est donnée par la formule

$$200 - (N_1 - n)\,V = 0 \qquad (2)$$

Par contre, la teneur en CO^2 atteint rapidement la valeur

$$\frac{N_2}{10.000} = \frac{N_1 - 1}{10.000}$$

qui ne diffère du maximum que par $\dfrac{1}{10.000}$ et le temps t_2 au bout duquel cette valeur est atteinte est donné par la formule :

$$t_2 = 2,303 \; \frac{C}{V} \; log. \; (N_1 - n). \tag{3}$$

En pratique, on se servira de l'équation (2) pour calculer le renouvellement d'air V, *indépendant du cube individuel*, qui est nécessaire pour maintenir la viciation d'un local au-dessous d'une limite donnée $\dfrac{N^1}{10.000}$, et si l'on veut savoir le temps après lequel la viciation est atteinte à $\dfrac{1}{10.000}$ près, on se servira de l'équation (3).

Si l'on voulait que sans renouvellement aucun, ou avec de faibles renouvellements V_1 le maximum de viciation toléré $\dfrac{1}{1000}$ $(N - 10)$ ne soit atteint qu'après une séance de quatre heures, les valeurs de C qui doivent correspondre à chaque valeur de V, se tirent de l'équation (1).

On trouve ainsi en prenant $n = 3$ $\left(\dfrac{3}{10.000} \right.$ d'acide carbonique dans l'air extérieur$\left. \right)$:

Pour des renouvellements d'air V par tête et par heure en mètres cubes.	Cube individuel par tête C (en mètres cubes qui serait nécessaire pour que la proportion de CO^2 n'atteigne $\dfrac{1}{1000}$ qu'après une séance de 4 heures).
15 mètres cubes.	80
10 —	93
5 —	105
0 —	114

7. Ventilation naturelle. — C'est celle qui se produit par les fenêtres et par les portes, les vasistas, cheminées, joints autour des portes et des fenêtres, à travers les murs eux-mêmes. Elle se produit parce que la température des chambres tend constamment à se mettre en équilibre avec l'air extérieur.

Les fenêtres opposées les unes aux autres permettent de renouveler l'air dans toutes les parties de la chambre. Ce système est meilleur que celui des appareils de ventilation artificielle les plus perfectionnés.

Les variations météorologiques gênent quelquefois la ventilation ci-dessus, c'est pourquoi on s'est appliqué à trouver un certain système d'ouvertures qui permettent une ventilation suffisante tout en n'incommodant pas les habitants du local à ventiler. Tels sont les châssis mobiles s'ouvrant en portefeuille, les carreaux perforés, les vitres Castaing, l'appareil du commandant Renard, les hélices mises en mouvement par l'air ou l'électricité, les vitres mobiles, l'appareil de Sheringham, la corniche ventilatrice, etc.....

8. Causes qui influent sur la ventilation naturelle. — La ventilation naturelle est d'autant plus active que la différence de température entre l'extérieur et l'intérieur est plus grande ; elle est activée lorsqu'il fait du vent ; la présence d'une cheminée l'augmente aussi, même en l'absence de feu ; enfin, la perméabilité de la toiture a une influence remarquable sur la ventilation.

Il est important de remarquer que l'acide carbonique, bien que plus dense que l'air, ne se trouve pas à la partie inférieure ; le gaz carbonique est accompagné de vapeur d'eau et se trouve à une température plus élevée que celle de l'air, de sorte qu'il monte au contraire vers les couches supérieures et se trouve toujours en plus forte proportion vers le plafond.

Quelle que soit d'ailleurs la manière dont s'effectue la ventilation naturelle, elle présente toujours des inconvénients.

Elle est incommode, car l'air qui rentre est froid et provoque les plaintes de ceux qui sont soumis à son action directe.

Elle est irrégulière, car le mouvement d'air est subordonné à des causes extérieures variables : différence de températures, vent, etc...

Pour certaines différences, le mouvement est nul, pour d'autres il se renverse ; pour d'autres encore, il se produit d'une manière exagérée.

En résumé, ce n'est ni le cube d'air initial, ni la ventilation naturelle qui peuvent assurer la pureté de l'air d'un atelier ; il faudra recourir à la ventilation artificielle.

9. Ventilation dans les ateliers industriels. — Les principaux systèmes de ventilation artificielle applicables aux locaux industriels sont :

1° Appel d'air produit par un foyer ;

2° Appel ou refoulement d'air produit par une injection d'eau (*ventilateur hydraulique*) ;

3° Appel ou propulsion d'air par propulsion mécanique (*ventilateur*).

10. Ventilation par cheminée. — Ce procédé consiste à entretenir un foyer allumé au bas d'une cheminée de section et de hauteur convenables. L'air de la cheminée se dilate en s'échauffant, il devient moins dense que l'air de la pièce à ventiler et s'élève. Un certain volume d'air chaud sort de la cheminée et est remplacé par un volume égal d'air provenant de la pièce. Il s'y produit un vide qui équilibre l'appel d'air de la cheminée ; ce vide est lui-même comblé par l'air provenant de l'extérieur ; puis une nouvelle sortie d'air a lieu par la cheminée et le cycle recommence.

11. Ventilateur hydraulique. — En injectant sous pression un jet d'eau en pluie à travers un ajutage, dans un tube comme le représente la figure 1, les gouttelettes liquides entraînent de l'air dans leur rapide mouvement et le refoulent, d'où une aspiration d'air en A et une insufflation en B ; en C, l'eau s'échappe par un conduit d'évacuation.

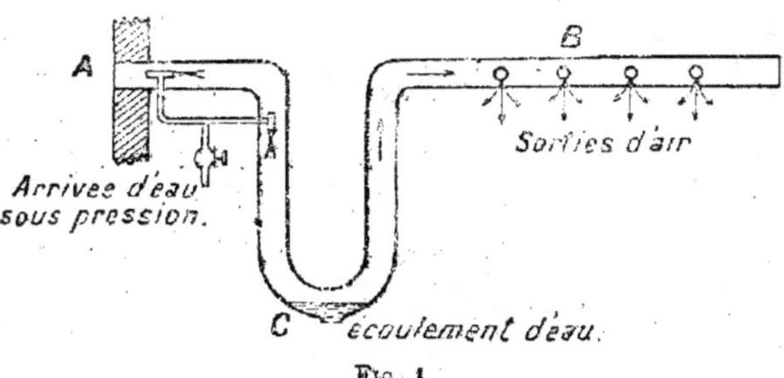

Fig. 1.

Ce système ne fonctionne bien que lorsque l'air du local peut facilement s'échapper à l'extérieur avec une différence de pression de quelques millimètres d'eau.

12. Ventilateurs mécaniques. — Les ventilateurs mécaniques peuvent se ranger en deux catégories :

a) — Les ventilateurs centrifuges à haute pression et faible débit.

b) — Les ventilateurs hélicoïdes à basse pression et grand débit.

Les uns et les autres peuvent servir soit à l'aspiration, soit au refoulement de l'air.

Les ventilateurs centrifuges sont représentés schématiquement par la figure 2 ; ils consistent en ailettes montées sur un bâti circulaire et tournant dans une enveloppe extérieure dont la section a la forme d'une spirale.

L'air pénètre dans l'enveloppe autour de l'axe, puis est entraîné dans le mouvement des ailettes et est chassé vers la circonférence de la coquille par la force centrifuge ; il s'y comprime et sort par le tuyau de refoulement.

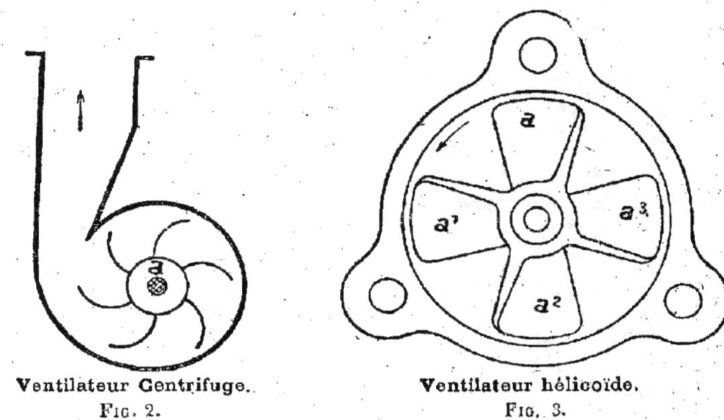

Ventilateur Centrifuge.   Ventilateur hélicoïde.
Fig. 2.   Fig. 3.

Si sur l'espace annulaire a (figure 2) on monte un tuyau, il s'y produit un appel d'air et le ventilateur centrifuge pourra servir à l'aspiration.

Les ventilateurs hélicoïdaux sont représentés schématiquement par la figure 3 ; ils se composent de portions de surface hélicoïdales a, a^1, a^2, a^3 implantées autour d'un axe animé d'un mouvement de rotation, toutes ces palettes agissent dans le même sens et leurs effets s'ajoutent.

CHAPITRE II

ECLAIRAGE

13. Nécessité de la lumière. — La lumière est non seulement nécessaire pour assurer la sécurité du travail, mais elle est aussi indispensable pour l'entretien de la santé. Les maladies transmissibles font moins de victimes là où la lumière est largement répandue ; en ce qui concerne la tuberculose, on a pu dire avec raison qu'elle était avant tout la maladie de l'obscurité.

Mais la lumière ne doit pas être considérée seulement au point de vue de l'étiologie des maladies transmissibles ; l'influence de l'éclairage et particulièrement de l'éclairage artificiel est un des facteurs les plus importants de la dégénérescence oculaire qui est si répandue. Il s'agit, en l'espèce, de déformations telles que la *myopie*.

14. Quantité de lumière nécessaire. — Si l'on se place au seul point de vue de l'hygiène, on peut dire que, dans nos climats, on n'a jamais trop de lumière.

Si l'éclairement est artificiel en totalité ou en partie, ce n'est pas seulement l'intensité de l'éclairement qui est à considérer, mais aussi la composition du spectre de la lumière employée.

L'intensité lumineuse au-dessous de laquelle il ne faut pas descendre dans les ateliers est celle qui est nécessaire pour une lecture facile, soit:

20 bougies-mètres sur la table de travail ou l'établi.

15. Chaleur produite. — Cet éclairement de 20 bougies-mètres est généralement réalisé dans la pratique ; il faut, en plus, que les foyers lumineux soient assez écartés pour ne pas incommoder par leur rayonnement.

16. Lumière du jour. — Parmi les divers éclairages utilisés dans les ateliers, celui que fournit la lumière du jour est le meilleur quand il est suffisamment intense ; la disposition de toitures en shed permet de couvrir économiquement de grands espaces en y admettant beaucoup de lumière.

17. Lumière artificielle. — Au point de vue théorique, une lumière artificielle doit satisfaire aux conditions suivantes:

1° Le spectre de la lumière doit être le plus possible semblable à celui de la lumière du jour.

2° La source lumineuse ne doit pas être placée dans le champ de la vision.

3° On doit obtenir une diffusion suffisante et non excessive de la lumière.

4° L'intensité lumineuse ne doit pas dépasser une certaine limite.

18. Viciation de l'air par les lumières artificielles. — Les lumières produites par une combustion, c'est-à-dire toutes, sauf les lampes à incandescence, consomment de l'oxygène et produisent de l'acide carbonique (CO_2).

Ce qui est plus grave, c'est que presque toutes les flammes produisent une certaine quantité d'oxyde de carbone (CO). La quantité est minime et difficile à doser, mais telle qu'elle, à cette dose minime, elle suffit à produire les méfaits ordinaires de ce dangereux toxique.

Il y a lieu de noter enfin, qu'un certain nombre d'usines s'éclairent avec du gaz à l'eau ; dans ces conditions, la moindre fuite dégage plus d'oxyde de carbone qu'avec du gaz de houille.

19. Répartition des foyers lumineux — Il faut placer les sources lumineuses en les espaçant d'après l'intensité d'éclairement désirée et en disposant ces sources, autant que possible, en dehors du champ de vision.

Lorsqu'il est impossible de placer la source lumineuse hors du champ de vision, il faut la munir d'un abat jour qui, convenablement choisi et bien disposé, a l'avantage d'empêcher une certaine déperdition de lumière vers le plafond et d'arrêter une partie des radiations caloriques directes en concentrant la lumière sur la surface utile.

Sauf pour les lampes à éclat très vif, il faut éviter l'emploi des globes en verre dépoli, en verre opale, etc....., qui ont l'inconvénient grave d'absorber jusqu'à la moitié de la lumière émise.

Un système d'éclairage excellent consiste à placer, sous de puissantes lampes des réflecteurs en forme de cône renversé, qui rejettent les rayons lumineux sur le plafond et les murs.

On peut aussi faire usage d'un système d'éclairage mixte qui consiste à éclairer modérément la salle ou le plafond par une série de lampes, puis à placer à côté de chaque ouvrier une source lumineuse plus modeste dont les rayons sont concentrés, au moyen d'un abat-jour, sur la surface occupée par son travail.

20. Éclairage par l'électricité. — C'est, sans contredit, le meilleur système d'éclairage; il ne répand pas de gaz nocifs, ne présente aucun danger d'incendie, il existe sous différentes formes :

Lampes à arc. — On trouve dans le commerce deux systèmes : l'un dit *lampes à arc libre*, l'autre dit *lampes à arc clos*.

Lampes à incandescence. — La lampe à filament de carbone disparaît actuellement pour faire place à la lampe à filament métallique, qui consomme beaucoup moins de courant.

Lampe Nernst. — Dans la lampe Nernst, le filament de carbone ou de métal est remplacé par une tige d'oxyde des terres rares, déjà employées pour les manchons à incandescence par le gaz; cette tige n'étant pas attaquée par l'oxygène est laissée à l'air libre.

Lampe à vapeur de mercure. — La lampe à vapeur de mercure est constituée par un tube en verre dont une extrémité contient un peu de mercure dans lequel plonge une tige de platine reliée au pôle négatif d'un réseau à courant continu. L'autre extrémité est traversée par un fil de platine relié au pôle positif. Le vide est fait dans le tube.

La lampe à vapeur de mercure possède malheureusement une lumière d'un vert bleuâtre désagréable, qui modifie les couleurs autres que le vert.

De plus, lorsque le tube est en quartz, il laisse passer les rayons ultra-violets qui ont une action néfaste sur les organes de la vue ; cette incommodité peut toutefois se corriger en entourant le tube de quartz par un second tube en verre.

Nous ne citerons que pour mémoire l'éclairage par tubes incandescents au Néon ; ce procédé n'étant pas encore entré dans la pratique industrielle.

CHAPITRE III

VAPEURS, GAZ ET POUSSIERES
MÉLANGÉS A L'AIR

---

§ 1ᵉʳ. — DANGERS, SUIVANT LEUR NATURE,
DES VAPEURS ET GAZ

21. Vapeurs nitreuses. — Le bioxyde d'azote est un gaz instable
se transformant, en présence de l'oxygène de l'air, en acide hypoazotique. Son dégagement précède toujours la formation de vapeurs
nitreuses. Il est certain que, dans les milieux où l'on respire ces
vapeurs, on doit respirer aussi du bioxyde d'azote ; or, ce gaz forme avec
l'hémoglobine du sang un composé *encore plus stable* que celui de
l'hémoglobine avec l'oxyde de carbone. Le bioxyde d'azote chasse
l'oxygène des globules et prend sa place.

Si l'on injecte une certaine quantité de bioxyde d'azote dans les veines
d'un chien, la mort survient au bout d'un certain temps toujours précédée
des symptômes suivants : toux, dyspnée, plaintes, pouls petit, faiblesse
des membres, refroidissement prononcé.

Chez l'homme, les accidents provoqués par la respiration des vapeurs
nitreuses sont les suivants : si l'action n'a été que passagère, il y a surtout

un sentiment de contraction à la gorge, avec toux, dyspnée, douleurs très vives à la poitrine et coliques abdominales. Si l'action a été plus forte, ces troubles qui n'auraient été que passagers, se transforment vite en irritation des bronches, grande oppression, anxiété, suffocation; les yeux deviennent saillants, les lèvres sont cyanosées, les extrémités se refroidissent et, après des accès répétés de suffocation de plus en plus intenses, le malade succombe avec sa pleine connaissance.

En résumé, le gaz hypoazotique agit d'abord localement en irritant la muqueuse respiratoire. En second lieu, le gaz absorbé agit sur le sang en enlevant l'oxygène aux globules du sang et en rendant ce liquide impropre à l'hématose.

22. Industries où se produisent les dégagements des vapeurs nitreuses. — Des vapeurs nitreuses se dégagent dans la préparation en grand de l'acide arsénique lorsqu'on chauffe ensemble de l'acide arsénieux avec de l'acide azotique. De même, dans la préparation de l'arséniate de soude, en faisant fondre de l'acide arsénieux avec du nitrate de soude et de la soude caustique. De même dans la préparation de la nitrobenzine, alors que la benzine et l'acide azotique sont mis en présence. De même, dans toutes les industries où l'on force l'acide azotique à céder de son oxygène à un autre corps (fabrication des acides sulfurique, oxalique et picrique): dans les fabriques et raffineries de sucre, (lorsque le jus de la betterave renferme de l'azotate d'ammoniaque; il y a dégagement de vapeurs nitreuses); dans la fabrication des perles en verre, l'industrie de la bijouterie et de l'orfèvrerie (opération du dérochage, décapage ou ravivage) ; dans les industries des chapeaux de feutre, secrétage des poils, de l'impression sur étoffes de la fabrication du noir pour cirage où teinture, dans la fabrication du celluloïd, du coton-nitré, de l'acide picrique (mélinite) et tous explosifs nitrés.

23. Vapeurs et gaz chloreux et hypochloreux.

a) Chlore. — Parmi les vapeurs ou gaz irritants, il n'en est pas qui agissent plus énergiquement que le chlore.

Son action sur l'homme. — Lorsqu'on le respire il produit la toux, une grande difficulté de respirer ou de parler, produisant la suffocation avec sécrétion abondante de mucosités par la bouche et le nez. Quelquefois des hémopthysies surviennent et la mort arrive, même avant que l'asphyxie ne se manifeste par altération du sang.

Dans les milieux industriels où ce gaz se dégage en permanence, mais en faible quantité, il se produit à la longue une sorte d'assuétude des voies pulmonaires qui met les ouvriers à l'abri de l'irritation locale produite par ce gaz. Mais l'hématose est en souffrance et il ne tarde pas à se déclarer des troubles dans la nutrition générale.

Une enquête faite dans une fabrique de papier a démontré que les ouvriers ne respirent impunément de l'air tenant en suspension du chlore, qu'autant que la proportion de ce dernier gaz ne dépasse pas un cent millième ($0,01 °/_{00}$ chez les ouvriers qui bénéficient de l'accoutumance. Dans certaines fabriques de papier, il est souvent presque impossible, malgré l'emploi d'appareils hermétiquement clos, que l'air de la chambre de blanchiment des chiffons ne soit pas plus ou moins irrespirable et cela principalement dans les fabriques de papier à écrire et de papier à teinture. Le blanchiment y est quelquefois effectué en moins d'une heure en jetant à la fois, dans la pile, la pâte de papier, le chlorure alcalin et de l'acide sulfurique ; l'atmosphère de l'atelier devient verte par la proportion de chlorure dégagé.

(*b*) **Vapeurs d'acide chlorhydrique.** — Leur grande solubilité serait un obstacle à leur pénétration dans les voies respiratoires. Leur action sur l'organisme est la même que celle du chlore, mais à un degré bien moins intense.

Les industries chimiques qui donnent lieu à des vapeurs chlorhydrées sont : la fabrication du chlore, de l'acide chlorhydrique, des chlorures alcalins et celle de la soude artificielle.

Chez les ouvriers employés à la fabrication de la soude artificielle, on constate les signes d'une véritable intoxication chronique ; de plus, les dents sont ramollies et translucides par suite de la disparition de l'élément calcaire sous l'influence de l'air acide qu'ils respirent ; le plus souvent, elles se cassent au niveau du collet. Les mêmes troubles se rencontrent chez les ouvriers blanchisseurs de fils et tissus de chanvre, de lin ou de jute, dans les fabriques de poteries, dans l'industrie de la nacre.

24 Vapeurs et gaz sulfureux. — Les vapeurs sulfureuses introduites dans l'économie par les voies pulmonaires agissent comme gaz irritants et gaz toxiques. Le gaz sulfureux paralyse lentement les centres nerveux et respiratoires et les centres nervomoteurs, sans aucune altération du sang (d'après les travaux d'Eulemberg et d'Hirt). Cependant les personnes suffoquées par les vapeurs sulfureuses ont les poumons ratatinés et des-séchés.

Les vapeurs sulfureuses provoquent, selon leur degré de concentration dans le milieu ambiant, tantôt une toux spasmodique et douloureuse, tantôt comme un véritable arrêt de la respiration avec menace d'asphyxie. Les troubles les plus fréquents observés chez les ouvriers sont l'irritation chronique des muqueuses (conjonctivites, angines, laryngites, catarrhes chroniques des bronches, dyspepsie). Là aussi se produit souvent l'assuétude.

En résumé, au point de vue pathogénique, en ce qui concerne les gaz sulfureux comme en ce qui concerne les gaz nitreux et les gaz chloreux, il résulte que l'action de ces dégagements acides sur l'organisme se caractérise à la fois par une irritation directe des muqueuses respiratoires, par une excitation des nerfs vagues pouvant conduire, par effet réflexe, à la suffocation ou à la paralysie pulmonaire ; par une désorganisation plus ou moins accusée des tissus, due à la transformation des gaz nitreux, chloreux et sulfureux en acides de la même série, plus énergiques, et enfin par une altération du sang, due à l'affinité de ces gaz pour l'hydrogène et l'oxygène.

Industries où se produisent les émanations sulfureuses. — Parmi les industries qui exposent les ouvriers au dégagement sulfureux, nous citerons *l'extraction du soufre dans les solfatares* et *l'extraction du soufre par distillation des pyrites*. Les troubles observés sont l'altération rapide des dents, la calvitie précoce, les ophtalmies et les broncho-pneumonies.

Il faut citer aussi les *raffineries de soufre* et les industries où l'on emploie les *soufroirs* pour blanchir les tissus d'origine animale (la *laine* et la *soie,* les *plumes,* les *soies de porc*), les *chapeaux de paille, etc.....*

25. Vapeurs ammoniacales.

Gaz ammoniac. — Le gaz ammoniac est produit naturellement par la putréfaction des matières organiques. Il se dégage dans les égouts, les fosses d'aisances, les urinoirs mal tenus, dans l'atmosphère des écuries, bergeries et étables.

Les conditions industrielles qui lui donnent naissance se rencontrent dans les *tanneries* et les *raffineries,* dans la *fabrication de l'ammoniaque liquide,* du *chlorhydrate,* du *sulfate* et du *carbonate d'ammoniaque,* dans la *fabrication de la glace* par l'appareil Carré ; dans la *fabrication de la soude* procédé Schlœsing\, etc...

Les symptômes observés parmi les ouvriers qui se trouvent dans une atmosphère où se répand le gaz ammoniac sont : l'asphyxie avec serrement de la poitrine, sentiment de brûlure dans la gorge, spasme et contraction de la glotte, pouls petit et fréquent, température normale, parfois des ophtalmies par irritation spéciale (ophtalmie ammoniacale ou pseudo-membraneuse).

D'une manière générale, on peut relever ce fait que l'action caustique du gaz ammoniac sur les muqueuses et aussi celle de toutes les vapeurs à propriétés alcalines, prédispose à la formation d'exsudats blanchâtres d'apparence parfois pseudo-membraneuse, presque caractéristique.

Les moyens d'aspiration et de neutralisation des vapeurs ammoniacales qui se mêlent à l'atmosphère d'un atelier se réduisent au système d'aspiration et de condensation appliquée par M. Hudelo aux vapeurs acides ; ou en les envoyant dans une colonne ou on les met en présence de l'acide sulfurique faible (on obtient ainsi du sulfate d'ammoniaque).

§ 2. — POUSSIÈRES

26. Conditions générales. — Les poussières nuisent à l'organisme soit qu'elles se déposent et séjournent sur les téguments, soit qu'elles pénètrent dans les voies pulmonaires avec l'air inspiré, soit qu'elles viennent à être entraînées dans les voies digestives avec les aliments ou pendant les mouvements de déglutition. D'où : dermatoses, affections broncho-pulmonaires ou abdominales.

Les dermatoses professionnelles sont très variables : les poussières s'arrêtent sur les parties découvertes de la peau, au niveau de la ceinture et des jarretières, à l'orifice des cavités naturelles. Elles agissent par simple action mécanique, obstruant les conduits excréteurs des glandes, ou pénétrant dans ces conduits ; si elles sont caustiques elles donnent lieu à des ulcérations. On a donc, suivant les cas : des érythèmes, des vésicules eczémateuses, des furoncles ou des ulcères.

Les altérations des poumons causées par les poussières ont été appelées *pneumo conioses* (ZENKER). Les poussières sont charriées par les vaisseaux lymphatiques jusque dans le parenchyme pulmonaire où elles se présentent sous forme de noyaux, d'amas infarctueux qui diminuent le champ de l'hématose et qui irritent le poumon, constituant ainsi la sclérose interstitielle.

Ces pneumo-conioses favorisent le développement de la tuberculose en limitant le champ de l'hématose, en troublant ainsi la nutrition générale et en ouvrant de larges voies de pénétration au microbe pathogène.

L'action des poussières sur les bronches produit du catarrhe chronique avec emphysème consécutif.

Les muqueuses digestives peuvent être altérées par les poussières professionnelles. C'est Lancereaux qui a appelé l'attention sur de pareilles lésions au sujet de l'anthracose des houilleurs.

27. Poussières minérales. — Les poussières minérales se divisent en :

1° Poussières pierreuses ;

2° Poussières métalliques ;

3° Poussières salines.

Les ouvriers exposés à l'inhalation des poussières dures d'origine minérale contractent la maladie appelée la *Chalicose*. Cette affection s'observe surtout chez les *aiguiseurs*, les *fabricants d'aiguilles*, les *tailleurs de pierres meulières*, les *potiers*, les *teilleurs de lin et de chanvre*, les *plâtriers*, etc..... C'est une pneumonie chronique interstitielle, véritable sclérose des poumons ; elle se différencie nettement de la phtisie tuberculeuse qui, cependant, se greffe souvent sur la pneumo-coniose.

Les ouvriers qui manient les oxydes de fer présentent fréquemment les symptômes de la chalicose. La maladie porte le nom de *sidérose pulmonaire* (ZENKER) ; les lésions sont alors le fait du mélange de poussières terreuses et de poussières métalliques. La terminaison ulcéreuse est ici plus fréquente, la particule ayant une action plus coupante, plus dilacérante que la particule pierreuse. C'est pour cela que la sidérose des aiguiseurs des fabricants d'armes, est plus grave que la chalicose des tailleurs de pierre par exemple.

Les poussières salines inhalées (sels métalliques autres que les oxydes de fer et les silicates) ne développent guère d'affections professionnelles. Introduites à l'état insoluble dans les voies gastro-intestinales, la plupart de ces poussières deviennent solubles sous l'action des produits de réactions acides et conduisent, par suite de leur absorption, à l'empoisonnement professionnel.

Les dermatoses professionnelles causées par les poussières pierreuses ou métalliques sont : l'érythème, le lichen, plus rarement l'eczéma et quelquefois la rhinite perforante.

Les affections du tube digestif sont : les coliques des ouvriers exposés aux poussières de cuivre, bronze, nacre et soufre, occasionnées par l'irritation de la muqueuse intestinale.

28. Poussières végétales. — Ces poussières peuvent être toxiques ou infectieuses. Nous les diviserons en poussières charbonneuses, poussières celluleuses, poussières ligneuses et poussières filamenteuses.

Les houilleurs présentent une affection des voies respiratoires appelée l'*anthracose pulmonaire*.

Cette maladie est connue depuis longtemps et présente cette particularité que les complications tuberculeuses y sont plus rares que dans les autres pneumo conioses. Certains auteurs croient à une action antiseptique et protectrice de la part des poussières et émanations de la houille. Les poussières charbonneuses, en pénétrant dans le poumon, y produisent un véritable encombrement, formant çà et là des amas plus ou moins circonscrits, entourés de portions de tissus pulmonaires sclérosés, conséquence de l'irritation causée par la présence de ces dépôts charbonneux. Cet encombrement détermine du catarrhe chronique et de l'emphysème par obstruction et diminution du champ de l'hématose.

L'influence du froid, de l'humidité, de la fatigue et de la déchéance de l'organisme intervient dans la détermination de chacune des maladies que revêt l'état anthracosique des houilleurs.

Les houilles grasses et humides sont moins dangereuses que les houilles sèches et dures, dont les poussières sont aussi nocives que les poussières pierreuses.

Les poussières végétales purement-celluleuses et filamenteuses n'occasionnent pas de pneumonie proprement dite. Leur action s'exerce seulement sur les bronches ; leur configuration ne permet pas la dilacération des tissus, mais leur présence et leur accumulation dans les voies respiratoires excitent la sécrétion de la muqueuse et provoquent ainsi pour leur expulsion des efforts plus ou moins répétés ou plus ou moins violents. La cause persistant, les parois bronchiques perdent de leur élasticité et il y a dilatation ; de là, l'expectoration abondante de mucosités visqueuses et de la fatigue respiratoire. C'est à cette affection qu'on a donné le nom de *bronchorrée professionnelle* ou de *maladie des cotonniers*.

Les formes de dermatoses observées chez les ouvriers exposés aux poussières végétales sont les érythèmes, les furoncles, les pustules, les papules et ulcères :

Les affections gastro-intestinales se rencontrent chez les charbonniers, houilleurs, fondeurs, etc. elles sont semblables à celles de tous les ouvriers exposés aux poussières.

29. Poussières animales. — Deux groupes : celles qui ne sont dangereuses que parce qu'elles véhiculent des produits toxiques et celles qui sont constituées par des moisissures ou des microbes spécifiques.

Chez les ouvriers *brossiers*, *criniers*, *broyeurs d'os*, l'inhalation de particules pulvérulentes, presque toujours dures, aiguës, dilacérantes, prédispose à la bronchite chronique, à la bronchorrée professionnelle et à la tuberculose.

Lorsque ces poussières animales sont teintes avec des couleurs toxiques : (plomb, arsenic, etc.....), elles deviennent, ainsi que les poussières végétales, une cause grave d'intoxication professionnelle. De même les poussières provenant de peaux d'animaux morts de maladies infectieuses.

Les dermatoses sont surtout dues au milieu humide dans lequel se font les manipulations.

30. Poussières organisées. — Ces poussières sont : ou des moisissures ou des microbes.

Les moisissures prennent naissance sur les végétaux humides, occasionnant la carie des grains (due à un champignon : l'ustilago-caries), le charbon (ustilago-carbo), la rouille (uredo pucinia).

Les premières produisent le coryza, l'angine, une éruption cutanée, la fièvre. Pour certaines moisissures appartenant à toutes les variétés du champignon *aspergillus* et aux *mucorinées*, les spores introduits dans les voies respiratoires s'y développent et provoquent par fructification des angines, bronchites et pneumonies spéciales. Les ouvriers qui travaillent les roseaux, les osiers et le jonc sont sujets à une dermatose spéciale compliquée de catarrhe des muqueuses et de fièvre. Cette maladie est provoquée par la moisissure qui revêt les végétaux. Les *botteleurs*, les *engrangeurs de foin*, etc..... sont susceptibles de présenter les mêmes accidents éruptifs.

---

§ 3. — MOYENS DE PRÉVENIR LES DANGERS DUS AUX VAPEURS GAZ OU POUSSIÈRES MÉLANGÉS A L'AIR

31. Ventilation générale. — La ventilation, dans les ateliers où se produit un dégagement de gaz nuisibles ou des poussières abondantes, **doit avoir pour but non pas seulement** l'évacuation de l'air vicié et son renouvellement par de l'air neuf, mais surtout l'expulsion des produits dangereux.

A la ventilation naturelle par les fenêtres, lanterneaux, tuyaux, ventouses d'aération, etc .... qui peut paraître suffisante pour évacuer certains gaz ou vapeurs, on doit souvent ajouter la ventilation par chasses d'air, réalisée le plus souvent par des systèmes ou appareils spéciaux.

Si de l'air nouveau arrive en trop grande abondance, il produit des nuages de poussières sans arriver à les chasser; les orifices d'évacuation placés à une certaine hauteur dans l'atelier ne servent pas alors à évacuer les poussières, qui se tiennent, à cause de leur poids tout près du sol.

32. Absorption. — Le mieux est d'employer des enveloppes collectrices, véritables hottes aspiratrices, au point même où se produisent es gaz ou poussières. Ces hottes communiquent avec des conduites de refoulement ou d'aspiration.

Pour les poussières légères, on se sert de l'aspiration de bas en haut *(per ascensum)*; pour les poussières lourdes, on se sert de l'aspiration de haut en bas *(per descensum)*.

L'aspiration peut être obtenue soit par une cheminée d'appel alimentée par un foyer spécial, ou préférablement par la cheminée des appareils à vapeur employés dans l'usine ou par des ventilateurs mécaniques.

Ces ventilateurs à force centrifuge sont placés sur le parcours des conduits d'évacuation des poussières, quelquefois ils sont disposés à leur extrémité.

Quelquefois, lorsque les poussières sont fines, légères et peu abondantes, la ventilation peut s'effectuer sans enveloppe protectrice par des orifices d'appel conduisant dans des systèmes d'évacuation et placés dans le voisinage immédiat des appareils producteurs de poussières, tandis qu'à l'autre extrémité de l'atelier un ventilateur mécanique agit en introduisant l'air nouveau.

Le ventilateur peut être placé entre le plafond de l'atelier et le comble, de façon à aspirer l'air directement en haut et à le lancer au-dessus de la toiture.

33. Ventilation mécanique par aspiration. — Comme exemple de ventilateur mécanique par aspiration agissant d'un bout à l'autre de l'atelier, spécialement au niveau des couches d'air inférieures les plus chargées de poussières et voisines du point où elles se produisent, citons le dispositif général appliqué par MM. Geneste et Herscher, dans un atelier de trituration de matières silicieuses.

Au bas de la paroi AB est établie une gaine horizontale C communiquant à ses deux extrémités avec deux cheminées AD. On ménage sur cette gaine, au niveau de la zone où les poussières dans l'atelier sont le plus compactes, une série d'orifices par où l'air pur vient se déverser dans l'atelier sous l'appel d'un ventilateur hélicoïdal M. Après avoir traversé le

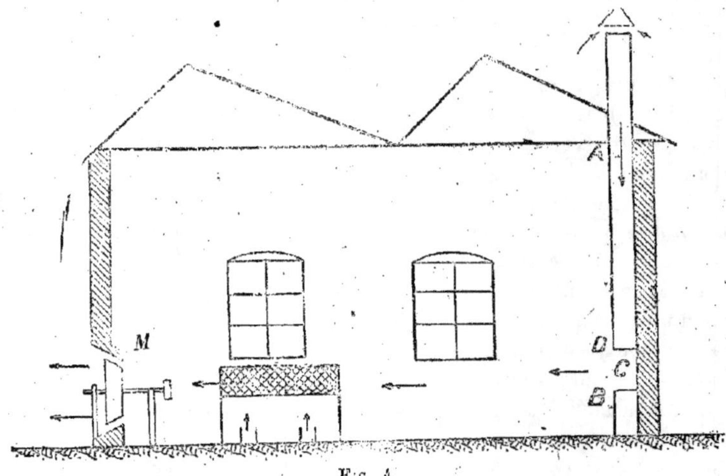

Fig. 4.

ventilateur l'air souillé et les poussières sont rejetés dans des récipients collecteurs où les poussières se déposent afin que les vents extérieurs ne réintroduisent ces poussières dans l'atelier par les fenêtres ouvertes.

Le dépôt des poussières entraînées dans le courant d'aspiration est facilité en donnant aux tuyaux d'évacuation une direction irrégulière, ou bien en ménageant en un point du parcours une chute d'eau en pluie, ou bien encore en dirigeant sur le parcours des poussières ou dans la chambre de dépôt des jets de vapeur pour les humecter ou en hâter la précipitation.

34. Hottes. — Les hottes, les châssis, les appareils clos, les cages vitrées, sont des caisses à travers les parois desquelles on peut voir par des

regards ou carreaux de verre soigueusement masiqués ou lutés. L'ouvrier
introduit ses bras par des trous circulaires ou vasistas, munis de bourrelets et de portes mobiles que l'on ferme quand les bras sont retirés. Au-
dessus de la caisse se trouve une cheminée d'aspiration.

Les hottes sont employées dans toutes les opérations de tamisage
ou de saupoudrage que l'ouvrier est appelé à faire de lui-même dans
l'émaillage à chaud du verre, du métal, de supports de fils télégraphiques, etc.....

35. Masques préservateurs des poussières. — Ces masques
ont pour but la protection individuelle. Leur forme varie depuis le simple
voile de batiste rabattu sur le visage, employé en Angleterre dans les fabriques d'oxychlorure de plomb, jusqu'aux modèles les plus divers, cons-
titués par une étoffe très fine retenue autour d'un cadre et non tendue afin
de ne pas être traversée par les poussières.

Un nombre considérable de respirateurs sont basés sur l'emploi de
la *toile métallique*. Les uns sont en simple treillis protecteur, placé sur le
visage ; les autres sont formés de plusieurs lames métalliques entre
lesquelles on place deux couches de substance filtrante (tissus poreux,
éponge, étoupe, étoffe pelucheuse ou ouate).

Le masque Camus, en usage dans certaines fabriques de sels de
plomb, est formé d'une éponge serrée entre deux toiles métalliques qui
s'appliquent sur la moitié inférieure du visage de l'ouvrier. Cet appareil

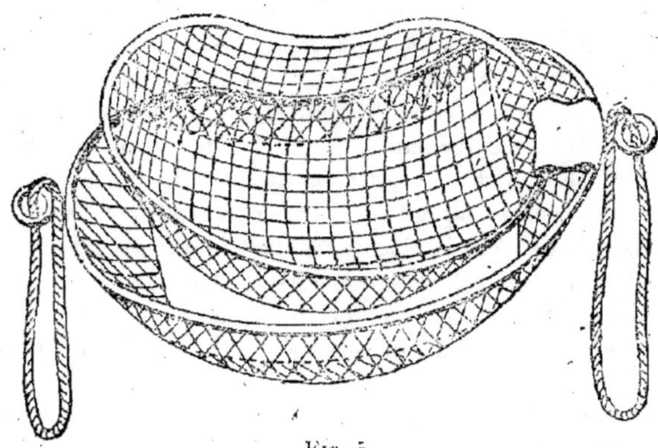

Fig. 5.

doit être savonné tous les jours. Il est très échauffant et les ouvriers le soulèvent fréquemment pour respirer l'air frais.

Si l'on interpose entre deux treillis métalliques une étoffe pelucheuse humectée préalablement, le masque est bien moins échauffant. Le mouillage de la couche filtrante a pour effet de rafraîchir l'air inspiré en même temps qu'il permet aux poussières de s'y attacher plus facilement. A la place de l'étoffe pelucheuse, on peut mettre de l'ouate que l'on change à volonté; on a ainsi l'appareil connu sous le nom de : *muselière du Dr O' Connor.*

Le principe d'une **chambre à air** ménagée entre le visage et la couche filtrante, de façon à s'opposer à l'échauffement du masque est assez ancien.

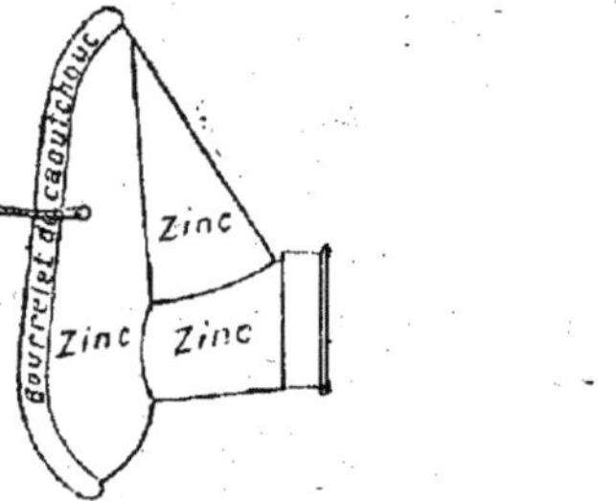

FIG. 6.

Le masque de MM. Appert frères, employé dans la cristallerie de Clichy, paraît conçu dans le principe des deux chambres. Il se compose d'une enveloppe en zinc qui recouvre la bouche et le nez et s'attache derrière la tête au moyen de deux cordonnets en cuir. Un bourrelet de caoutchouc permet d'appliquer exactement ce masque sur le visage. Au devant de la bouche, il porte un cylindre à section elliptique fermé intérieurement par une toile métallique fixe et extérieurement par un couvercle mobile à toile métallique. Entre ces deux toiles dont la distance est de 4 centimètres, se trouve une éponge humide qui laisse passer l'air nécessaire à la respiration, mais arrête les poussières. De temps en temps, on relève le couvercle, on retire l'éponge pour la laver et la débarrasser des poussières qui y sont fixées.

Le masque de Poiret renferme une véritable chambre d'immersion des poussières ; il est lourd et gênant.

Il y a peu de respirateurs à poussières absolument pratiques. En résumé, un bon respirateur doit être léger, facile à nettoyer, à humecter, et surtout à l'abri de tout échauffement trop grand.

Contre les vapeurs acides. — Ventilation active de l'atelier. Emploi des hottes surmontant directement les bacs, cuves ou bassins de dégagement acide; ces hottes doivent être mises en communication immédiate avec un foyer d'appel ou un ventilateur mécanique.

Fermeture hermétique des appareils où s'effectuent les mélanges producteurs de gaz. Au besoin, enveloppement de ces appareils par des caisses ou cages en communication avec un courant aspirateur.

Occlusion parfaite des chambres ou soufroirs, où se fait l'opération du blanchîment. L'entrée n'en sera permise que lorsque les vapeurs nuisibles auront été complètement évacuées par un registre d'aspiration spécial, ou après que toutes les portes auront été ouvertes longtemps à l'avance, ou après qu'une projection de vapeur d'eau dans l'atmosphère de la chambre en aura condensé toutes les vapeurs en suspension.

Les hottes, guérites, châssis ou cages vitrées pareilles à celles où on enferme les appareils à production de poussières, seront employées pour le dérochage des pièces d'orfèvrerie, décapage des perles en verre, gravure à l'eau-forte, etc..... L'idée première de ces appareils se trouve dans la « lanterne de d'Arcet » ou châssis vitré destiné à renfermer les forges à vaporiser le mercure, de façon à mettre les *doreurs* à l'abri de tout dégagement toxique.

36. Agents neutralisateurs. — Certains ateliers emploient dés *agents neutralisateurs des acides*. Le sol est garni de baquets remplis d'eau de chaux. Parfois encore, on laisse dans le voisinage un flacon d'ammoniaque dont l'évaporation est rapide à la température ordinaire.

37. Respirateurs. — Les respirateurs ne sont ni employés, ni conseillés. On pourrait employer cependant des masques à double compartiment et mettre dans la chambre filtrante un liquide alcalin pour neutraliser les vapeurs acides.

38. Dispositifs spéciaux. — Appareil avec ventilateur et tuyau d'appel. — Voici un ingénieux appareil préservateur des poussières qui

pourrait être employé à l'embarillage de la céruse en poudre. Il est em_
ployé pour protéger les ouvriers qui mettent le ciment en barils à
Stettin, usine de Zullchow (fig. 7).

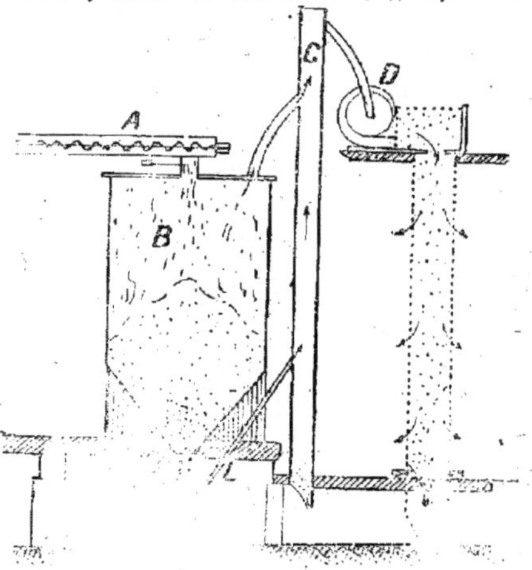

Fig. 7.
Embarillage du ciment.

La poussière se produit surtout quand le ciment passe dans la spirale A, en se rendant de la meule dans le réservoir B. L'air de ce réservoir est aspiré par le tuyau C au moyen du ventilateur D et conduit dans la chambre à filtrer. L'air, en traversant ce filtre y dépose toutes les poussières qu'il entraînait avec lui. On détache ces poussières en frappant sur les parois avec une perche. On les reçoit dans un récipient et on les reporte au moulin.

Le réservoir B étant rempli, on procède à l'embarillage ; on ouvre la soupape F ; le ciment passe dans le cylindre mesureur G. Le barillet est sur un plan à roulettes dont les secousses sont nécessaires au tassement du ciment. L'air chargé de poussières qui se dégage du baril tout le temps de son chargement est aspiré par le tuyau L en communication avec le tuyau C. Le tuyau L débouche dans un entonnoir J enveloppant tout le haut du baril, mais de telle sorte qu'on puisse en surveiller le remplissage. Le baril plein, l'ouvrier ferme la soupape F et recommence.

39. Exemple d'appareil avec hotte, cheminée d'appel et ventilation " per ascensum " et " per descensum ". — MM. Geneste et Herscher ont installé le dispositif ci-contre (fig. 8) dans les ateliers Christophe.

Pour soustraire les ouvriers à l'atmosphère de vapeurs acides émises par les récipients A, on a adopté un dispositif permettant d'enlever les vapeurs acides lourdes (aspiration per descensum) et un autre pour enlever les vapeurs acides légères (aspiration per ascensum).

Entre chaque récipient A et la maçonnerie environnante, se trouve un intervalle dans lequel on produit le vide artificiel en injectant de l'air comprimé dans la conduite souterraine BB, qui sert ainsi à l'évacuation des dites vapeurs acides.

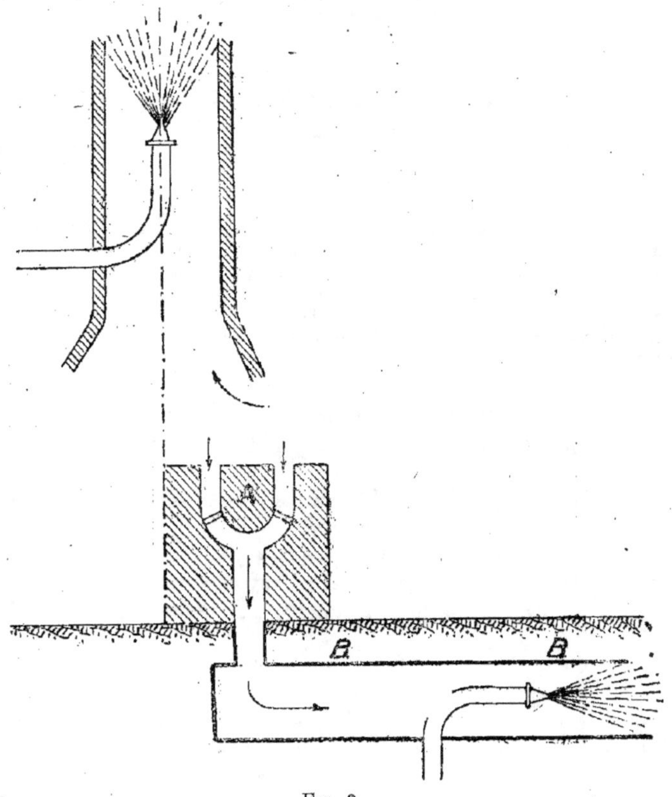

Fig. 8.
Aspiration des vapeurs acides.

Pour l'entraînement des vapeurs légères, les récipients d'acides sont surmontés d'une cheminée avec hotte, au sommet de laquelle un jet d'air comprimé produit un entraînement d'air considérable.

CHAPITRE IV

ACTION DE LA CHALEUR
LE TRAVAIL DEVANT LES FEUX

§ 1ᵉʳ. — INDUSTRIES OU LES OUVRIERS PRODUISENT
UN TRAVAIL EXCESSIF DEVANT LES FEUX

40. Danger pour la santé. — Travail considérable et fatigue extrême ; grandes déperditions sudorales, troubles apportés dans l'hématose par l'absorption lente ou rapide des gaz toxiques ou irrespirables. Ces effets sont le résultat de l'action du calorique rayonnant des hautes températures, et de la mise en liberté de certains gaz toxiques ou insalubres.

41. Fondeurs. — Les ouvriers qui surveillent le creuset sont les fondeurs proprement dits, ils sont devant un foyer ardent surveillant le laitier ; puis la manœuvre de la coulée, soit dans le sol de l'usine, soit dans les moules, produit alors des buées souvent sulfureuses et parfois des projections du liquide incandescent. Les exemples d'un pied surpris dans une des rigoles destinées à la coulée et emporté d'un coup par le courant de lave ne sont pas rares.

Hauts fourneaux. — La chute de l'appareil de chargement peut se produire et entraîner et tuer les ouvriers du voisinage. Les explosions des gaz dues à la température extrêmement élevée et à l'énorme masse de matières contenues sont également possibles : les gaz vont faire explosion au régulateur ou à la machine vers laquelle ils peuvent s'acheminer par les conduites de 40 centimètres et même de 60 centimètres de diamètre qui vont de l'appareil à air chaud aux tuyères. Ces explosions sont dues à la pénétration de l'eau qui entoure les tuyères.

Voici les règles à suivre pour éviter les explosions :

1° Avoir de bons fondeurs capables de reconnaître si de l'eau est introduite dans le fourneau ;

2° Avoir un registre convenable, susceptible d'être facilement manœuvré, dans la conduite principale d'air chaud, près les tubulures qui conduisent le vent aux tuyères ; fermer le registre dès qu'on arrête le vent pour empêcher le retour du gaz du fourneau vers les conduites de vent.

3° Ouvrir les regards des porte-vent avant l'arrêt du vent, puis fermer le registre ; le vent ne peut plus sortir que par les regards.

4° Si le fourneau est à gueulard fermé, ouvrir l'appareil de chargement dès qu'on arrête le vent. Avec une sonnette au gueulard le fondeur peut avertir les chargeurs d'ouvrir le gueulard au moment où le mécanicien arrête la machine.

Fonderie en seconde fusion. — Ici la fusion est aussitôt suivie du moulage. Les fours sont des cubilots soufflés par un ventilateur. Le métal et le combustible sont introduits à la partie supérieure. Le métal en fusion sort par un orifice inférieur.

Fours à réverbères. — Ils s'emploient quand il n'y a pas de moteurs pour une soufflerie et lorsqu'on a de très grosses pièces à fondre. Le chargement du four est très pénible et dure une heure ou une heure et demie. L'ouvrier se tient accroupi dans le four, à genoux sur la sole, la tête inclinée par la voûte qui n'a que 90 centimètres de hauteur, il déploie une très grande force musculaire dans une atmosphère surchauffée. Ce travail prédispose aux maladies, *a frigore* et aux *hernies*.

La forge. — Travaillent à la forge, les *ouvriers affineurs, lamineurs, cloutiers, forgeurs, trempeurs, etc...* L'affineur convertit la fonte en fer ductile. Il soulève avec le ringard une masse ferreuse en forme de *loupe* jusqu'au niveau du courant d'air qui passe par les tuyères, afin de la soumettre à l'action décarburante du vent.

Le *puddleur* est devant le four ardent ; il tourne avec un lourd crochet la masse métallique incandescente au milieu de la flamme dans un bain de laitier, jusqu'à ce qu'il n'y ait plus qu'une énorme masse spongieuse.

Le *cinglage* est le transport de la masse sur l'enclume où le marteau mécanique l'écrase pour en exprimer les scories. A ce moment, une véritable pluie d'éclaboussures incandescentes assaille les ouvriers.

42. Les verriers. — Travail pénible et continu avec supplément de dépense dû aux efforts d'aspiration pendant le soufflage du verre.

Souffleur de bouteilles, Manchonnier, Bouleur. — Le souffleur de bouteilles peut produire en moyenne 650 bouteilles par jour ; il exhale ainsi en huit heures de temps un mètre cube d'air sous une pression de 1/10 d'atmosphère. Le manchonnier souffle 120 à 140 doubles manchons de 90 centimètres de long sur 20 centimètres de diamètre en expirant un volume d'air de 6 à 7 mètres cubes. Le bouleur pour verres de montre travaille onze heures de temps.

43. Maladies professionnelles. — La plus dure condition du travail est la continuité. L'emphysème, la hernie, la dilatation de l'orifice du canal de Sténon donnant l'aspect de *joues cassées*. (La syphilis des verriers est transmise par l'intermédiaire de la canne à souffler que les ouvriers se passent de l'un à l'autre).

Soufflage mécanique. — On a substitué le soufflage mécanique au soufflage buccal, afin de supprimer l'effort respiratoire et modifier les conditions d'hygiène du verrier ; le plus ancien appareil est le *piston robinet* inventé en 1821 et encore employé.

Dans les usines de M. M. Appert frères, le soufflage à la bouche a été supprimé depuis vingt ans et remplacé par un dispositif mécanique pour la production et la distribution de l'air comprimé.

Chauffeurs, mécaniciens, boulangers, repasseurs. — Fatigue professionnelle considérable, surtout pour les boulangers. Tendance anémique et déperditions sudorales exagérées.

§ 2. — INFLUENCES PATHOGÉNIQUES DU TRAVAIL DEVANT LES FEUX

44. Effets généraux. — Les effets locaux (érythèmes, furoncles, acné) et brûlures variées par contact ou par éclats sont communs à toutes ces professions.

La transpiration est la cause de la résistance qu'oppose l'organisme à la température ambiante ; elle maintient le corps à une température voisine de la normale. A deux mètres des feux de forge, le thermomètre marque 60°. Les ouvriers qui suent le moins sont plus promptement fatigués ; mais la transpiration abondante expose les ouvriers aux refroidissements causés par le passage brusque du chaud au froid et l'action subite d'un courant d'air. — Les pneumonies et les pleurésies sont relativement rares. Le rhumatisme, au contraire, est plus fréquent chez les forgerons sous forme de lumbago et névralgie sciatique. Les grandes fatigues, les contractions brusques et énergiques des extrémités inférieures et des muscles lombaires les favorisent. Les reins sont souvent congestionnés par la fatigue, d'où leur inflammation, la néphrite (maladie grave) est due surtout aux rhumatismes et aux efforts répétés.

45. Effets particuliers. — La courbature ou fièvre des fondeurs marquée par des frissons, céphalalgie, anéantissement musculaire et parfois du tremblement et de la dyspnée, qui disparaît après une nuit de transpiration ne laissant qu'une forte courbature, est une maladie commune aux ouvriers travaillant devant les feux. Est-elle due à l'absorption des gaz qui se dégagent du métal en fusion ou à ceux du combustible ?... Chez les fondeurs en cuivre, les accidents sont plus graves, surtout marqués par du délire, des bruits de marteau dans l'oreille et des tremblements. Certains auteurs attribuent ces accès de fièvre aux vapeurs d'oxyde de zinc qui s'échappent de l'alliage constituant le laiton. Les ouvriers sont peu incommodés par les vapeurs du bronze en fusion et redoutent la coulée du laiton. D'autres auteurs pensent que l'évaporation du zinc ne doit pas seule être incriminée, mais que la minime quantité d'arsenic qui se rencontre dans le cuivre et le zinc peut provoquer les accidents des fondeurs. Dans la fonte du zinc les ouvriers n'éprouvent que les signes de la fièvre courbaturale.

En résumé, il existe bien une fièvre des fondeurs qui a des causes communes dans les diverses fonderies : chaleur excessive, fatigues musculaires, respiration des gaz provenant du combustible. La nature du métal fondu et les vapeurs qu'il dégage impriment à l'affection des caractères particuliers. Le caractère principal de cette affection morbide, c'est d'être passagère telle une fièvre intermittente.

46. Effets sur la vue. — Outre les brûlures, il existe des troubles de la vision, dus à l'action du calorique rayonnant et à l'état incandescent des métaux en fusion. Avec le myosis permanent des forgeurs d'armes et l'hypermétropie des forgeurs, verriers, etc..... on trouve de fréquentes *cataractes* chez les verriers.

§ 3. — MESURES D'HYGIÈNE
APPLICABLES AU TRAVAIL DEVANT LES FEUX

47. Lanterneaux et hottes. — Pour les ateliers : ventilations actives, ouvertures suffisantes, toujours faciles à fermer, lanterneaux à lames de persiennes faisant office de ventilateurs et assez spacieux pour permettre l'installation de larges hottes ou entonnoirs destinés à condenser les vapeurs et les poussières nuisibles. Ces hottes sont placées, par exemple au-dessus des châssis et des fosses où l'on coule le métal aux endroits où l'on flambe les moules à la résine, au-dessus du coke ou des scories brûlantes dont on fait l'extinction. Les hottes sont en communication avec une cheminée d'appel qui active le tirage ; on les fait aussi communiquer avec les cheminées des fourneaux ou avec la cheminée centrale de l'usine.

Quand le danger est plus manifeste, comme dans la fonte du plomb, par exemple, on installera autour de la chaudière de fusion ou du creuset à coupelle un rideau vitré, descendant de la hotte jusque sur le fourneau, toujours en communication avec une cheminée d'appel.

48. Arrosages. — Des arrosages fréquents seront faits devant les feux, afin de combattre la chaleur et la sécheresse de l'air, ainsi que pour retenir les poussières.

49. Vêtements. — Le forgeron a pour tout vêtement la chemise en forte toile qui se serre à la ceinture avec un tablier en toile, une guêtre en toile retombant sur la chaussure préserve la jambe la plus rapprochée du feu. Sa poitrine et ses avant-bras sont nus. On a préconisé l'emploi de plastrons, tabliers et jambières en cuir, des guêtres en amiante pour éviter les brûlures.

50. Hygiène. — Propreté du corps, changement de vêtements, modération dans l'usage des boissons, de l'eau, par exemple ; éviter toute exposition brusque aux courants d'air froid ; absence de tout excès alcoolique qui prédispose aux congestions cérébrales et pulmonaires, alimentation régulière et suffisante : telle est la série des mesures hygiéniques et salutaires.

L'usage de « lunettes de sûreté » protégeant contre l'action du calorique rayonnant et contre la projection de corps etrangers ; on se sert de lunettes en mica, de lunettes à double verre (deux verres enchâssés à $1^c/^m$ l'un de l'autre). Dans certains pays, les ouvriers portent un masque en bois muni d'un tampon pour la bouche et garni de verre de couleur ; une pièce d'amiante tissée protège le cou (masque de Raphaël, de Breslau).

A noter que la chaleur humide est plus difficilement supportable que la chaleur sèche, néanmoins, même dans ce cas le moins favorable, il est encore possible d'améliorer la situation et le bien-être des ouvriers en brassant l'air même chaud par un procédé mécanique (Ventilateurs, pankas, brasseurs d'air.. etc...).

CHAPITRE V

HUMIDITÉ — BUÉES

SOMMAIRE : § 1. — **Humidité**. — Humidité utile. — Humidité inutile. — Humidité froide. — Humidité chaude. — Humidité compatible avec la santé. — Mesure de l'humidité. — Comment ou humidifie les ateliers.
§ 2. — **Buées**. — Formation des buées. — Inconvénients. — Principes à respecter pour faciliter l'enlèvement des buées. — Solutions inefficaces. — Solutions efficaces.

§ 1. — HUMIDITÉ

51. Humidité utile. Humidité inutile. — Il y a deux cas où les ouvriers travaillent dans des atmosphères d'une humidité excessive : celui où cette humidité est *nécessaire au travail* et celui où elle *ne l'est pas*.

Dans le premier groupe se trouvent les industries où l'on pratique l'humidification artificielle et parfois le rafraîchissement de l'air : filatures, tissages du lin, du coton, de la laine.

Le deuxième groupe comprend les buanderies, les teintureries où l'humidité est la conséquence des procédés de travail, mais n'est pas nécessaire aux opérations. Ainsi l'air est froid en hiver et se charge de *buées* formant brouillard. L'enlèvement de ces buées est un problème fort délicat, mais qui a reçu de bonnes solutions.

52. Humidité froide. Humidité chaude. — Les effets d'un séjour habituel dans l'air humide sont assez différents selon que cet air est *chaud* ou *froid*.

L'influence de l'humidité s'accuse par une tendance marquée au relâchement de tous les tissus, en d'autres termes par une sorte d'amoindrissement des activités fonctionnelles conduisant au ralentissement des phénomènes de nutrition générale. La prédisposition au lymphatisme et à la scrofule se remarque chez la plupart des ouvriers qui travaillent dans les sous-sols, dans les caves, dans les ateliers humides

Par une influence, moins immédiate, l'humidité conduit au refroidissement et, comme conséquence du froid humide, il se manifeste et s'affirme une certaine tendance professionnelle aux affections catarrhales et rhumatismales, telles que la bronchite catarrhale, le catarrhe intestinal, les douleurs rhumatismales, le lumbago, la névralgie sciatique, parfois la néphrite catarrhale, etc......

La dépression produite par l'humidité chaude est encore plus accentuée ; la régularisation thermique du corps est alors contrariée, il en résulte une souffrance pour les principales fonctions de l'économie : celles du poumon, de la peau, du foie, du rein, notamment. Difficulté de l'hématose pulmonaire exprimée par l'anhélation rapide du travailleur et les sueurs profuses qui l'accablent, affaiblissement des actes nutritifs par l'obstacle apporté aux phénomènes de respiration interstitielle. L'assimilation languit, la désassimilation est incomplète et on arrive à l'auto intoxication chronique avec toutes ses conséquences, dont la principale et la plus visible est l'anémie qui est de règle dans tous les ateliers où, avec une certaine température, on rencontre une humidité relative assez élevée.

53. Humidité compatible avec la santé. — Vers 25° C. un air très humide (80 à 90%), immobile, devient très difficile à supporter et provoque un sentiment d'angoisse, la sueur peut ne pas être bien abondante, et pourtant la soif est vive, par besoin de se rafraîchir plutôt que par nécessité de remplacer l'eau éliminée.

Pour reconnaître que cette appréciation est fondée, il suffit de se rappeler combien une température de 25° à l'ombre, est pénible quand le temps est « lourd », c'est-à-dire quand il n'y a pas de vent et que l'air est humide ; il suffit encore de constater l'impression qu'on ressent dans une serre chaude ; les conditions de température et d'humidité y sont analogues à celles qui nous occupent c'est-à-dire, 25° de température environ et humidité de 90 %.

54. Mesure de l'humidité. — On mesure l'état hygrométrique de l'air au moyen d'*hygromètres* dont le plus parfait est un instrument de laboratoire, l'hygromètre à condensation.

Dans la pratique, on se sert d'appareils simples dont le fonctionnement est basé sur l'allongement qu'éprouvent dans l'air humide certaines matières animales : cheveux, crins, cordes à boyaux, corne, etc... Tous ces appareils doivent être rejetés à moins qu'on ne puisse les comparer souvent au *psychromètre,* car tous ont un grave inconvénient ; leur matière semble se modifier avec le temps et ne donne plus d'indications comparables entre elles.

Le psychromètre se compose de deux thermomètres ordinaires à mercure : l'un est dit « *thermomètre sec* », et l'autre est dit « *thermomètre mouillé* » parce que son mercure est entouré d'une mousseline plongeant dans un réservoir d'eau qui la maintient toujours humide.

L'évaporation de l'eau sur la mousseline est d'autant plus active que l'air ambiant est plus sec et refroidit le mercure, de sorte que le thermomètre mouillé indique une température plus basse que l'autre. La différence est d'autant moindre que l'air est plus humide. Elle est nulle quand l'air est saturé.

55. Comment on humidifie les ateliers. — L'humidité est exigée par la nécessité du travail dans certaines industries textiles: dans les tissages, elle est nécessaire pour ramollir l'apprêt; dans les filatures de laine et de coton, on s'efforce de maintenir la température vers 21° C. pour une humidité relative de 70 à 75 %. On obtient cette humidité par divers procédés :

1° L'arrosage du sol à intervalles réguliers ou bien en faisant circuler de l'eau dans des rigoles ;

2° Par l'injection continue dans l'atmosphère des ateliers, de filets de vapeur vive ;

3° Par la pulvérisation d'eau au moyen d'appareils spéciaux ;

4° Par l'injection dans les ateliers d'air pris à l'extérieur, mais préalablement réchauffé et humidifié.

(Injecteurs-ventilateurs sans canalisation d'air). (Injecteurs-ventilateurs avec canalisation d'air).

§ 2. — BUÉES

56. Formation des buées. — La buée est formée par la suspension dans l'atmosphère d'une certaine quantité d'eau à l'état vésiculaire ; elle se produit quand de l'air saturé est refroidi ; car alors sa capacité d'absorption de la vapeur d'eau s'abaisse et il faut qu'une certaine quantité d'eau se condense ; selon les circonstances cette condensation se fait en *pluie* ou en *brouillard.* Les buées sont des brouillards partiels qui se forment dans les ateliers au-dessus des bacs d'eau chaude ou d'eau tiède, qui émettent des vapeurs dans l'air déjà saturé.

Ces buées peuvent aussi se produire dans les industries où la température est élevée, comme les filatures de lin, ou bien dans les industries où l'exécution du travail conduit précisément à évaporer des liquides : papeteries, blanchisseries, teintureries, etc.....

Les buées sont plus fréquentes en hiver, parce que la saturation de l'air est plus facilement atteinte dans cette saison. Elles sont plus rares dans les ateliers à température élevée pour la raison inverse.

57. Inconvénients des buées. — Nous avons vu précédemment les graves inconvénients que présente pour la santé des ouvriers le travail constant dans l'humidité chaude ou froide ; en outre, si les buées sont denses, les ouvriers marchant à tâtons dans les ateliers peuvent être victimes de divers accidents, dont les chutes sont les plus fréquentes.

En outre, les buées se condensent sur les murs et les toitures et retombent en gouttelettes d'eau sale qui détériorent les marchandises.

58. Principes à observer pour faciliter l'enlèvement des buées. — Un mètre cube d'air saturé contient :

à — 20° centigrades	0^{gr},8	d'eau
— 10° —	2	»
0° —	5	»
+ 10° —	9^{gr},33	»
+ 20° —	17, 12	»
+ 30° —	30, 04	»

1° De ce fait, nous retiendrons un premier procédé pour éliminer les buées, procédé qui consiste à *élever la température de l'air* pour éviter qu'il ne soit saturé de vapeur d'eau ; on peut aussi soustraire l'atelier à toute cause de refroidissement.

2° Puisque les buées se forment quand des vapeurs d'eau se répandent dans un air déjà saturé, on pourra aussi *s'efforcer de les empêcher de se répandre dans les ateliers* soit en recouvrant les bacs qui les mettent en liberté, soit en les aspirant au point de formation pour les rejeter à l'extérieur.

3° On peut enfin combiner ces deux procédés.

59. Solutions non efficaces. — Hottes. — Les principes qui viennent d'être énumérés montrent que l'aspiration des buées par une hotte est insuffisante pour la réaliser ; la hotte évacue bien une certaine quantité de buée, surtout si une aspiration efficace y est entretenue par un foyer ou par un ventilateur ; mais l'air froid qui vient de l'extérieur remplacer celui qui est sorti rencontre de nouvelles vapeurs ; il se sature et de nouvelles buées prennent naissance.

Ventilation ordinaire, lanterneaux. — Tout système de ventilation ordinaire reste inefficace lorsqu'il est basé sur une *admission d'air froid.*

Braseros. Poêles. — Il n'est pas davantage suffisant de réchauffer l'air d'un atelier à l'aide de braseros ou de poêles ; il est vrai que l'opacité de la buée diminue dans le voisinage immédiat de l'appareil de chauffage ; mais, si ce dernier est insuffisant pour faire régner dans l'atelier une température uniforme, la vapeur qu'il a échauffée circule et va se condenser dans les régions froides du local. Si tout l'atelier est chaud, il arrive néanmoins à se saturer, et cette atmosphère chaude et saturée est plus pénible et plus malsaine que la buée froide.

60. Solutions efficaces. — Aspiration localisée. — On a réalisé une amélioration réelle en disposant des hottes qui encadrent bien les bacs et en réchauffant l'air de l'atelier au moyen de tuyaux à ailettes.

L'aspiration des buées au point de formation engendre une évaporation active et, par conséquent, une perte de calories : on doit donc la restreindre au minimum indispensable pour empêcher la dissémination des vapeurs. Cette méthode a de plus l'inconvénient de ne pas enlever la vapeur d'eau provenant des gouttelettes projetées par les métiers.

Aspiration d'air chaud. — L'air chaud dissipe les buées d'une manière visible ; son aspiration doit être réglée de manière à ne pas créer une dépression trop grande pour ne pas renouveler trop rapidement l'air chargé de vapeur.

Refoulement d'air chaud. — On obtient de bons résultats en refoulant de l'air à travers une batterie où il s'échauffe à 50° et en conduisant cet air par une canalisation au-dessus de chaque bac contenant l'eau chaude.

Aspiration et refoulement d'air chaud combinés. — On peut aussi combiner les deux derniers procédés de manière à réaliser complètement la disparition des buées de la façon suivante :

Tous les appareils producteurs de buées seront réunis dans un même local, isolé le mieux possible de l'atmosphère extérieure : murs épais, toiture vitrée, etc..... Un ou plusieurs ventilateurs aspirent à l'extérieur de l'air froid et le refoulent à travers une gaine où il s'échauffe par contact avec des tuyaux à ailettes où circule de la vapeur vive.

L'air échauffé s'échappe par des ouvertures convenablement ménagées, il traverse la salle de travail, s'y charge de vapeur d'eau et est ensuite refoulé à l'extérieur par une autre série de ventilateurs qui l'aspirent dans l'atelier.

CHAPITRE VI

FATIGUE ET SURMENAGE

61. Notions sur la fatigue. — Quand on soumet un muscle à
des excitations électriques, successives et égales, il se contracte en s'épais-
sissant et en se raccourcissant. Ces excitations peuvent être reproduites à
des intervalles réguliers, et, si l'on enregistre sur un cylindre les contractions qui en résultent, on constate, au bout d'un certain temps que l'am-
plitude de la contraction diminue. Le muscle est *fatigué* et pour que son
excitabilité lui soit rendue il faut attendre un certain temps. Si on augmente le degré d'excitation sur un muscle fatigué, la contraction reprend
sa valeur mais pour peu de temps.

Si on a cessé le travail dès le moment où la fatigue du muscle a été
constatée à l'ergographe ou si on l'a un peu dépassée, la sensation qui a
traduit cette fatigue dans la conscience du sujet n'a rien eu de pénible.
Quant à l'activité correspondant au début du travail, elle s'est accompagnée
d'un sentiment de plaisir.

62. Fatigue normale. — Si le travail se prolonge, même avec
des intervalles de repos, le sentiment de fatigue renaît plus souvent et devient plus intense, tout en restant supportable ; mais à un certain moment,
qui correspond à la fin de la journée, le sujet aspire énergiquement au repos de ses muscles, comme il aspire au sommeil. Si son repos a alors une
durée suffisante, le sujet se réveille le lendemain prêt à recommencer son
travail : c'est ce qu'on peut appeler la *fatigue normale*.

_De même que le travail physique fatigue les muscles, le travail intellectuel fatigue le cerveau ; comme l'autre, la fatigue cérébrale disparaît par un repos suffisant si elle n'a pas été exagérée.

63. Fatigue anormale. — Surmenage. — Si au lieu de proportionner son travail à ses forces et son repos à son travail, le sujet ne s'accorde chaque jour qu'un repos insuffisant pour un travail normal, ou s'il se livre continuellement à un travail excessif, dont le repos normal est incapable de réparer les effets, après quelque temps de ce régime, il arrive à l'état de fatigue permanente qu'on appelle le *surmenage* et qui, s'il se prolonge, comporte de graves dangers.

64. Mécanisme de la fatigue. — La physiologie constate que le travail musculaire consomme de l'oxygène et des réserves nutritives (sucre et graisses du sang) et qu'il excrète de l'acide carbonique et divers produits de désassimilation, dont l'urée.

Le muscle au repos contient peu de substances solubles dans l'alcool et le muscle fatigué en contient une demi-fois plus. Le premier a une réaction alcaline et le second une réaction acide.

Si les efforts sont modérés, la circulation sanguine débarrasse le muscle de son acide carbonique et de ses produits de désassimilation et ces substances sont en assez petite quantité pour ne pas causer d'effet appréciable. Si, au contraire, elles sont produites en grande quantité soudainement, comme dans le cas d'un exercice violent, ou moins rapidement mais sans répit, comme par un travail prolongé, elles s'accumulent dans le muscle et dans le sang, produisant dans le premier une paralysie des terminaisons nerveuses qui réduit la contractibilité et, par l'intermédiaire du deuxième, une intoxication des centres nerveux qui se traduit par le sentiment subjectif de la fatigue locale et générale.

L'homme qui est victime de cette intoxication spéciale maigrit, a les traits tirés, la peau et les muqueuses décolorées.

S'il s'agit de mouvements limités à un muscle, ou à un groupe de muscles, il peut s'y produire des synovites tendineuses, des ostéites, des paralysies, etc... C'est par l'intermédiaire des toxines du sang que la fatigue d'un organe retentit sur un autre.

Une fatigue musculaire excessive affaiblit momentanément l'activité cérébrale et un travail intellectuel intensif diminue la force musculaire.

65. Surmenage industriel. — Effets démographiques. —

Le surmenage industriel joint à d'autres conditions de vie déplorables chez les populations ouvrières amène une diminution marquée de leurs forces et de leur santé.

Depuis qu'il est prouvé que la fatigue est accusée par l'action chimique des produits de désassimilation sur les muscles ou sur le système nerveux, on se rend facilement compte de l'influence que peut avoir un travail pénible et monotone fait par les femmes, dans un atelier parfois surpeuplé, sur la diminution du nombre des naissances et sur l'affaiblissement de la population.

Les médecins militaires constatent une diminution constante du poids et du tour de poitrine des conscrits dans les centres industriels.

66. Durée du travail. — Travail de nuit. — Parmi les

causes de fatigue, la durée du travail intervient tout d'abord ; s'il est nécessaire de la limiter déjà pour l'ouvrier adulte, il est encore plus nécessaire de protéger la femme et l'enfant contre le surmenage consécutif aux longues journées de travail.

En ce qui concerne le travail de nuit, la question est encore plus importante ; la privation du sommeil est l'une des plus pénibles que l'on puisse endurer ; elle devient plus cruelle lorsqu'il s'y joint un travail monotone et fatigant par la répétition des mêmes mouvements.

Il est surtout fatal à la santé des femmes ; à ce régime, elles maigrissent, s'anémient et bientôt tous les désordres qu'entraîne l'appauvrissement du sang se succèdent et s'enchaînent en même temps que leur vue s'affaiblit et s'altère par ce travail accompli pendant de longues heures à la lumière artificielle.

Lorsqu'elles sont mères, leur lait se tarit ; la santé du nourrisson, déjà compromise par leur absence continuelle, est définitivement sacrifiée.

67. Surmenage et ses conséquences. — Des efforts excessifs,

de longues journées de travail présentent le grave danger d'affaiblir les défenses de l'organisme et de le livrer sans défense aux attaques microbiennes qui le menacent de toutes parts.

Les relations du surmenage avec la fièvre typhoïde sont classiques ; le typhus des armées, les épidémies de fièvre typhoïde parmi les recrues sont bien connues. Généralement, on incrimine par surcroît la qualité des eaux de boisson, mais souvent sans preuve suffisante.

Le surmenage chronique doit être compris aussi au nombre des facteurs les plus importants de l'étiologie de la tuberculose. Les troubles produits par le surmenage chronique sont l'indice d'une véritable déchéance organique qui prépare admirablement le terrain à l'infection tuberculeuse, que celle-ci soit le résultat d'une contagion éventuelle ou le réveil d'un de ces foyers dont l'anatomie pathologique a démontré l'extrême fréquence.

68. Surmenage et intoxication professionnels. — On comprend, de même, que les poussières, les vapeurs, les gaz toxiques aient une influence plus active sur les organismes déprimés par le surmenage. On a remarqué que les poisons et les toxines ont toujours tendance, en pénétrant dans l'organisme, à localiser leur action dans la région surmenée.

69. Durée du travail. — La durée du travail journalier de douze heures de travail effectif est trop longue, même pour des ouvriers vigoureux, lorsque le travail est fatigant et pénible, à plus forte raison l'est-elle pour des sujets malingres ou chétifs, si nombreux dans les populations industrielles.

D'ailleurs, les longues journées qui fatiguent l'ouvrier ne sont pas avantageuses au point de vue de la production.

Jusqu'à sept ou huit heures de travail effectif par jour, la production journalière est directement proportionnelle à la durée de la journée ; puis, à mesure que cette durée s'élève, on remarque que la production à l'heure diminue et, par suite, la production journalière croît moins vite que la durée du travail.

D'autre part, on remarque que la production journalière de l'ouvrier diminue progressivement à partir du commencement de chacune de ces périodes pour devenir stationnaire après les huit ou quinze premiers jours écoulés.

Il est naturel qu'il en soit ainsi. Dans une seule journée, après un certain nombre d'heures de travail, la fatigue survient (plus tard si l'ouvrier est dispos, plus tôt s'il est déjà fatigué) et la facilité de production de l'ouvrier décroît : le rendement à l'heure diminue vers la fin de la journée, en même temps que la durée du travail augmente ; aussi, lorsque, le lendemain, l'ouvrier reprend son travail, sa fatigue de la veille n'est pas encore disparue. Sa production journalière pour un même temps de présence à l'atelier est donc, chaque jour, un peu inférieure à ce qu'elle était la veille, jusqu'à ce que, au bout d'un certain temps, un équilibre s'établisse.

70. La durée du travail et les accidents. — L'étude statistique des accidents du travail par rapport à l'heure où ils se produisent
montre avec évidence la fatigue que produisent les séances de travail,
même normales.

Tout d'abord, le nombre des accidents croît d'heure en heure dans
chacune des périodes de travail du matin et de l'après-midi jusqu'à un
maximum qui est atteint à partir de dix heures le matin et à quatre heures
le soir. Ensuite, les accidents sont plus nombreux pendant la deuxième
période de travail que pendant la première.

Enfin, le matin et à la reprise du travail qui suit le repos, le nombre
des accidents est beaucoup moindre qu'à la fin de la période.

71. Travail à domicile. — (Sweating-systém). — Parmi les
causes de surmenage, nous pouvons placer d'abord le travail à domicile
avec sa conséquence, le sweating-system, ou l'exploitation de l'ouvrier par
les sous-entrepreneurs.

Dans cet atelier de famille, l'ouvrier qui surmène sa femme et ses
enfants se surmène lui-même.

Les journées de douze ou quinze heures sont la règle quand le travail
est abondant.

72. Progrès du machinisme. — Il semble paradoxal d'accuser
le progrès des machines d'être une cause de surmenage pour les ouvriers,
et c'est cependant exact dans bien des cas. Dans d'autres, la machine a
délivré l'ouvrier des travaux pénibles, mais souvent aussi la machine est
une cause de surmenage pour le système nerveux. Depuis la hausse des
salaires industriels et la diminution de la durée du travail, la vitesse de
marche de presque toutes les machines a été singulièrement accrue. Beaucoup d'entre elles ne sont pas absolument automatiques et l'ouvrier ou
l'ouvrière fournissent une part de main-d'œuvre dont le rythme s'est pré-
cipité parallèlement. Même là où l'automatisme s'est réalisé intégralement,
il est devenu une cause de surmenage. Dans l'atelier, où autrefois on
donnait à chaque ouvrier un ou deux métiers à surveiller, on en donne
maintenant quatre, dix, vingt même à conduire.

73. Travail aux pièces. — Le travail aux pièces est aussi une
cause de surmenage; le patron a toujours tendance à régler ses prix de
façon sur les semaines que se font les ouvriers les plus habiles, et les autres
ne peuvent atteindre un salaire moyen qu'au prix d'efforts exagérés.

CHAPITRE VII

HYGIENE CORPORELLE

74. Réfectoires. — On sait combien il est important dans les ateliers où se manipulent des matières toxiques de ne pas manger dans les ateliers, de se rincer la bouche et de se laver les mains avant chaque repas ; ces soins de propreté contribuent aussi dans une très large mesure à éviter la propagation de la tuberculose ; c'est la raison pour laquelle il faut s'efforcer, toutes les fois que cela est possible, de réserver un local où le personnel ouvrier pourra prendre ses repas.

A défaut de réfectoires, les ouvriers qui n'ont pas le temps de retourner chez eux sont dans l'obligation de se réfugier chez les marchands de boisson ou de rester sans abri.

75. Lavabos. — De tout temps, les hygiénistes ont fait ressortir l'importance des fonctions cutanées et celles des soins de propreté qu'elles nécessitent ; cette nécessité est plus grande pour certains travailleurs de l'industrie que pour qui que ce soit.

Pour ne citer que quelques exemples, nous rappellerons les nombreux ouvriers exposés à l'empoisonnement saturnin, dont le mode d'intoxication habituel consiste dans l'habitude d'absorber des aliments en les portant à la bouche avec les mains encore souillées de plomb.

Les ouvriers exposés à d'autres poussières toxiques, ceux qui sont sujets à des dermatites professionnelles, ont aussi le plus grand intérêt à entretenir la propreté de leur peau.

Pour que les travailleurs consentent à utiliser les lavabos mis à leur disposition, il faut au moins deux conditions : qu'ils puissent le faire sans perte de temps et sans dégoût.

Pour satisfaire la première, il faut qu'ils n'attendent pas ; ils doivent donc disposer d'un nombre suffisant de cuvettes ou de bassins et les trouver sur le chemin de la sortie sans avoir de détours à faire.

Pour que les ouvriers utilisent les lavabos sans dégoût et sans craindre la contagion des maladies parasitaires ou virulentes dont leurs voisins peuvent être atteints, il faut que les objets mis à leur disposition soient, autant que possible, individuels ; le savon et la serviette notamment.

Enfin les lavabos doivent être installés sinon avec luxe, au moins avec propreté ; l'écoulement des eaux de lavage, en particulier, doit être assuré.

76. Bains-douches. — Le bain-douche, c'est de l'eau tombant d'une pomme d'arrosoir en pluie bienfaisante, entièrement diluée et qui peut s'arrêter à volonté.

Le bain-douche permet à l'ouvrier de se savonner rapidement, puis de se rincer à fond sous un jet d'eau tiède ; sa durée est de quelques minutes et sa consommation d'eau faible.

La place occupée par chaque baigneur est très petite et le matériel est simple, de sorte que l'installation est économique. De nombreuses cabines peuvent être installées dans un espace restreint, et beaucoup d'ouvriers peuvent les fréquenter en même temps.

Tous ces avantages rendent les bains-douches précieux pour les installations industrielles.

77. Vestiaires. — Le travail industriel permet rarement à des ouvriers soigneux de conserver pendant le travail les vêtements qu'ils portent pour venir de chez eux ; ou bien le travail est salissant, ou la température des salles est élevée. Il faut donc un vestiaire pour déposer les habits de ville. La halte faite au vestiaire est d'ailleurs une occasion de prendre des soins de propreté et, à ce titre, elle doit être encouragée.

Rarement les vestiaires sont disposés d'une manière pratique : les placards en bois mis à la disposition du personnel sont en petit nombre et mal tenus ; les vêtements sont serrés les uns contre les autres. Les ouvriers évitent de s'en servir par crainte de contaminations possibles et parce que le secret des poches n'est pas assuré.

Dans les ateliers où il ne se produit ni poussières toxiques, ni vapeurs, il n'y a aucun inconvénient à placer les armoires formant vestiaires dans les ateliers. Ces armoires peuvent être en tôle unie, en tôle perforée ou en métal déployé. Il est bon que chaque ouvrier ait une case séparée munie d'un cadenas.

Dans quelques usines les vêtements sont pendus à une tringle qui est enlevée au plafond à l'aide de poulies, pendant le travail.

Il faut chauffer les vestiaires, cela est indispensable dans les ateliers où règne une haute température et où se dégagent des buées.

Si les vêtements sont placés contre un mur froid, ils deviennent humides et, par conséquent, conducteurs de la chaleur. C'est à la fois désagréable et malsain pour les ouvriers qui les endossent et qui ne sont pas protégés contre le froid.

78. Eau de boisson. — On exige que l'eau de boisson soit limpide, agréable au goût, aérée, ne renferme pas de matières organiques, ni plus d'une certaine quantité de sels minéraux ; elle ne doit pas renfermer de microbes pathogènes.

Dans les villes, ces conditions sont très faciles à obtenir en se branchant sur la canalisation du service de distribution d'eau; ailleurs, cela devient plus délicat, car il n'est pas toujours facile de se procurer de l'eau de source et l'on doit souvent avoir recours à un puits. Dans ce cas, il faut se convaincre que l'eau n'est pas d'une qualité douteuse, et ne pas oublier qu'il est prudent de la filtrer ou de l'épurer.

CHAPITRE VIII

LE TRAVAIL AU MILIEU DU BRUIT

79. Généralités. — Professions. — Le travail au milieu du bruit conduit à certaines altérations de l'ouïe, d'origine essentiellement professionnelle. Telle est la surdité des chaudronniers. Le bruit agirait en déterminant une véritable névrite du nerf acoustique. Les ouvriers qui en sont atteints entendent moins bien au milieu du bruit et ne reprennent leur acuité auditive qu'après une période de repos. A la longue, il se forme des lésions permanentes et l'ouïe ne revient plus. D'après le Docteur Moure, plus le bruit est produit dans un local exigu, clos et sonore, plus rapide est son action nuisible sur le nerf auditif. Les ouvriers *travaillant dans les chaudières* sortent généralement assourdis et comme ahuris avec du vertige pendant quelques minutes. A la longue, ce travail produit la surdité définitive malgré le repos de l'ouïe. Il peut s'y adjoindre l'existence de bruits subjectifs (battements, sifflements, etc.....), du vertige indiquant une lésion de l'oreille profonde.

Les forgerons, serruriers, mécaniciens, meuniers, tonneliers, artilleurs, ressentent les mêmes symptômes. Parfois, les trompes d'Eustache sont, de plus, irritées par les poussières ou vapeurs, ce qui entraîne l'altération de l'oreille moyenne.

Les mécaniciens de chemins de fer deviennent sourds par l'action du coup de sifflet aigu de la locomotive. De plus, ces ouvriers sont exposés à de nombreuses causes de refroidissement. Le catarrhe chronique de l'arrière cavité des fosses nasales est très fréquent et il s'étend jusqu'à l'oreille moyenne favorisant l'otite.

80. Surdité paradoxale. — La surdité paradoxale (Thomas Willis la décrivit le premier, est cette perversion de l'ouïe qui fait que l'ouvrier

entend mieux dans le bruit qui a provoqué sa surdité que dans un endroit
tranquille. Ce phénomène serait dû au relâchement de la membrane tym-
panique qui ne pourrait recouvrer le degré de tension nécessaire pour la
transmission que sous l'influence du bruit lui-même.

81. Moyens préventifs. — Les ouvriers travaillant au milieu du
bruit feront bien d'user de bourrelets d'ouate placés dans le conduit auditif, ou de ces petits appareils appelés « protective Ears » par les Anglais
qui s'en servent pour amoindrir les sons aigus.

Certains auteurs ont préconisé l'emploi « d'oreillettes », sorte de dia-
phragmes composés de paille de métal logée entre deux toiles métalliques
fines, s'adaptant sur le pavillon. Cet appareil protecteur agirait en brisant,
en divisant mécaniquement les ondulations aériennes tumultueuses provoquées par les sons aigus.

CHAPITRE IX

ACCIDENTS CAUSÉS PAR L'AIR COMPRIMÉ

SOMMAIRE : § 1. **Travail dans l'air comprimé.** — Durée de la saturation du sang par l'azote. — Embolies gazeuses. — Aération des caissons. — Influence de l'âge des ouvriers. — Mesures de prévention.

§ 2. **Travail du plongeur.** — Considérations sur la respiration du scaphandrier. — Remonte du scaphandrier. — Soins à lui donner.

82. Travail dans l'air comprimé. — Le travail dans l'air comprimé expose les ouvriers à des risques professionnels, soit qu'ils travaillent dans les caissons, soit chez les scaphandriers.

Il est généralement admis qu'en dehors de quelques troubles du côté de l'oreille et de la peau, troubles peu graves en fait, les périodes de compression et de pression continues ne donnent lieu à aucun accident sérieux.

La période de « décompression », par contre, constitue la *période dangereuse*; les accidents observés alors sont attribués à la formation, dans le sang, de bulles provoquées par le retour à l'état gazeux de l'azote dissous sous l'influence de la pression dans le sang et dans les tissus.

83. Durée de la saturation de l'azote. — La teneur du sang et des liquides de l'organisme en azote dépend essentiellement des conditions physiques, c'est-à-dire de la pression et de la température ; à mesure que la pression s'élève, la quantité d'azote dissous augmente suivant une progression qui se rapproche de celle donnée par les lois de dissolution ; quoi qu'il en soit, on peut établir théoriquement qu'avec une surpression de 1 k. 5 la saturation est atteinte en moins d'une heure et que, passé ce délai, l'organisme n'augmente pas sa provision d'azote ; toutefois, en laissant de côté la question de saturation par les gaz et en ne tenant compte que des modifications constatées dans les organes respiratoires et circulatoires, chez les tubistes professionnels, il paraît bien évident que le séjour prolongé dans un milieu comprimé met l'organisme dans un état de moindre résistance et explique dans une certaine mesure les accidents constatés chez les ouvriers qui séjournent longtemps dans les caissons.

84. Embolies gazeuses. — Sans vouloir attribuer toute la pathogénie des accidents à la théorie de l'embolie gazeuse, nous insisterons néanmoins sur ce point, car les embolies gazeuses qui provoquent les accidents les plus graves, obstruent les capillaires sanguins et provoquent l'anémie locale. L'arrêt de la circulation dans cette région empêche la diminution de tension partielle de l'azote dans le liquide environnant et, par suite, la bulle gazeuse peut persister. Si cependant on soumet le sujet à une nouvelle compression, les bulles diminueront de calibre et pourront se mobiliser en traversant les capillaires et disparaître dans le torrent circulatoire.

Les inhalations d'oxygène, dans la dernière période de la décompression, en diminuant la tension partielle de l'azote dans les alvéoles pulmonaires, favoriseront encore l'élimination de l'azote.

Le « coup de pression » se manifeste souvent pendant la période de décompression, quand les ouvriers sont encore réunis dans le « sas » (écluse de décompression) ; rien n'est plus facile alors d'arrêter la chute de pression et de faire une recompression immédiate.

Dans d'autres cas, c'est au moment même de la sortie de l'écluse que l'ouvrier est pris d'étourdissement brusque, avec douleur rétro-sternale, ou bien encore d'une douleur violente localisée dans un membre, douleur suffisante, même quand il n'y a pas de cas de paralysie motrice vraie, pour provoquer l'impotence fonctionnelle de ce membre ; enfin, le symptôme de Ménière (troubles dans l'équilibration) se manifeste assez fréquemment à ce moment.

Les accidents peuvent être aussi beaucoup plus tardifs ; il est certains cas où les premiers troubles ne se sont manifestés que deux ou trois heures après la sortie.

85. Aération des caissons. — Il est très important de considérer l'aération des caissons et de l'écluse de décompression.

L'aération du caisson dépend éventuellement de la nature du terrain. Quand le caisson s'enfonce dans un terrain sablonneux, perméable à l'air,

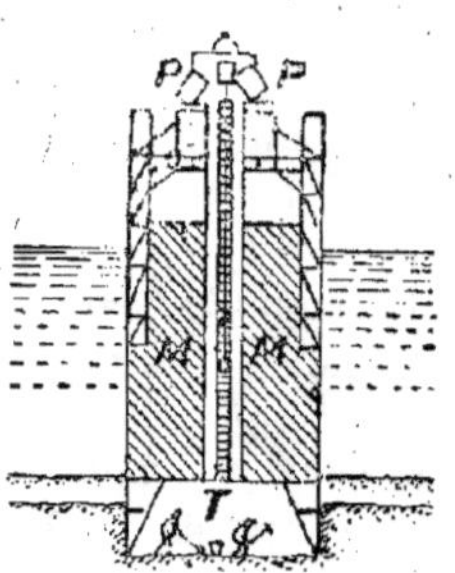

Fig. 9.
Ensemble d'un caisson
à air comprimé
avec son bâtardeau.

l'existence de « renards » exige une grande consommation d'air pour maintenir l'assèchement du sol et la question d'aération ne se pose pas.

Mais, quand le sol est argileux, compact, ou encore à période de bétonnage, à la fin du travail quand l'espace libre est très réduit, l'aération peut devenir insuffisante.

Une statistique basée sur l'observation d'un chantier a montré l'importance de l'aération sur le nombre des accidents :

Ventilation par heure m³.	P. 100 des accidents.
112	80, 9
112 à 224	22, 5
224 à 336	8, 5
336 et plus.	0

86. Influence de l'âge. — Une statistique de Snell est souvent citée pour démontrer que l'âge des ouvriers peut avoir une action sur la fréquence des « coups de pression ».

STATISTIQUE DE SNELL.

Age	Nombre d'ouvriers	Nombre d'accidents	Accidents p. °/₀ des ouvriers
15 à 20 ans	55	0	0
20 à 25 ans	145	15	10,3
25 à 40 ans	302	70	23,2
40 à 45 ans	38	10	26,3
45 à 50 ans	3	5	166,0

Il est tout à fait logique d'admettre que l'homme de quarante-cinq ans, surtout dans les milieux ouvriers où sévit l'alcoolisme, présente souvent un système cardio-vasculaire défectueux.

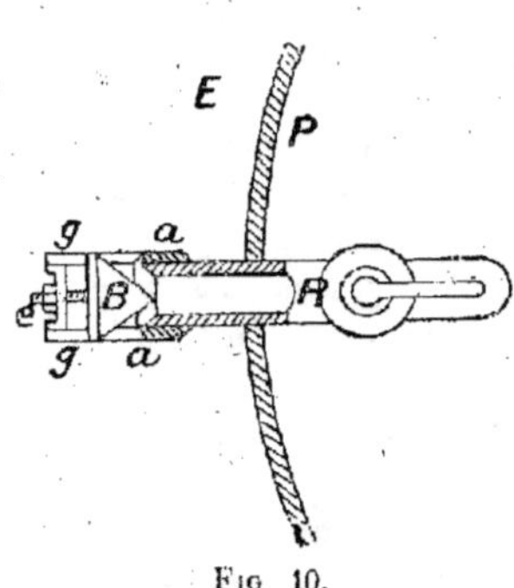

Fig 10.

Robinet à graduations pour le déséclusement, à section d'écoulement constante.

Légende : P, paroi de l'écluse ; I, intérieur de l'écluse ; E, extérieur ; R, robinet ordinaire de déclusement ; a, anneau de vissage de l'appareil ; B, bouchon conique d'obturation ; g g, glissières graduées ; e écrou de réglage du bouchon.

En outre les physiologistes s'accordent pour reconnaître qu'après un certain temps de travail (plus d'un an) les ouvriers tubistes présentent souvent une hypertrophie du cœur, caractérisée par une augmentation de la matité cardiaque à droite, un choc précordial plus intense et un deuxième bruit pulmonaire plus net que chez l'individu normal ; phénomènes qui s'expliquent par une activité exagérée du cœur, consécutive aux obstacles de la circulation pulmonaire.

37. Mesures de prévention. — N'admettre au travail les ouvriers robustes qu'après une visite médicale où seront éliminés ceux d'entre eux dont le système cardio-vasculaire paraîtrait atteint. Cette visite médicale sera renouvelée tous les trois mois. Réglementer le séjour dans les caissons pour diminuer la durée du travail au fur et à mesure que la pression augmente ; en y comprenant les temps d'éclusage, on ne devrait pas dépasser :

8 heures pour les travaux au-dessous de 2 kg.
6   —   —   —   2 à 3 kg.
5   —   —   —   3 à 3 kg. 1/2
4   —   —   —   3 kg. 1/2 à 4 kg.

Assurer l'aération continue de la chambre de travail et de l'écluse de compression.

La décompression sera toujours effectuée lentement

1/10 d'atmosphère par minute de 1 à 2 kg.
1/15   —   de 2 à 3 kg.
1/20   —   de 3 à 4 kg.

Enfin, on disposera à proximité du chantier une écluse sanitaire de recompression suffisante pour recevoir un lit et deux aides, l'écluse sera munie d'une bouteille d'oxygène sous pression ou de substances pouvant dégager rapidement de l'oxygène : bioxyde de sodium ou autre.

88. Travail du plongeur. — Les difficultés et les dangers inhérents au métier de plongeur ont appelé l'attention sur les conditions dans lesquelles s'exercent les travaux en eau profonde sous la mer.

Nous savons que le costume ordinaire du plongeur se compose d'un casque en cuivre, fixé à une pèlerine en cuivre par un joint étanche ; le tout est rendu solidaire d'un solide vêtement imperméable en tissu caoutchouté, qui recouvre toutes les parties du corps à l'exception des mains qui sortent à travers des bracelets de caoutchouc.

L'air est envoyé à travers une soupape de retenue fixée au casque par une pompe à air ; l'air expiré s'échappe par une autre soupape à ressort fixée sur le côté du casque. La disposition de ces appareils est telle que dans le casque la pression de l'air respiré par le plongeur est toujours égale ou légèrement supérieure à la pression de l'eau sur la soupape. A une profondeur de 10 mètres, le plongeur respire donc de l'air à une pression d'une atmosphère en excès, c'est-à-dire à une pression absolue de deux atmosphères ; chaque descente de 10 mètres ajoutera donc une atmosphère supplémentaire à la pression.

En général, à condition que l'afflux de l'air soit de 50 à 100 litres par minute et que la soupape d'évacuation du casque soit convenablement serrée, le plongeur peut travailler très confortablement jusqu'à 20 mètres de profondeur ; au-delà il éprouve une gêne et un malaise croissant ; à 40 ou à 50 mètres, le travail devient difficile et pénible.

Cette difficulté a été attribuée le plus généralement à la valeur de la pression supportée ; nous allons voir, par la suite, qu'on doit l'attribuer à une difficulté de respiration.

89. Considérations sur la respiration du plongeur. — On peut admettre que, dans les conditions normales, la respiration est toujours réglée de manière à maintenir constante la pression partielle de l'acide carbonique dans l'air des alvéoles pulmonaires (1).

---

(1) Rappelons qu'on nomme « pression partielle » d'un gaz dans un mélange, la pression que ce gaz prendrait s'il occupait seul le volume du mélange. Soit V le volume que ce mélange occupe sous une pression H, et a le pourcentage en volume

Ce fait a été établi par l'analyse d'échantillon d'air des alvéoles pulmonaires dans l'homme.

Ainsi, lorsque la pression barométrique varie, le pourcentage de CO_2 varie en sens inverse, si bien que la pression partielle de CO_2 reste constante.

Par exemple, on trouve qu'un pourcentage de CO_2 dans l'air alvéolaire d'un individu qui était de 6,01 à la pression normale n'est plus que de 3,53 dans l'air comprimé à 1 atmosphère 7.

La pression correspondante partielle de CO_2 dans l'air alvéolaire était ainsi de 5,68 °/₀ d'atmosphère ou 42.9 $^m/_m$ de mercure à la pression normale, et de 5.64 °/₀ d'atmosphère ou 43, 2 $^m/_m$ de mercure dans l'air comprimé.

Ainsi, normalement, le centre respiratoire répond seulement aux variations de la pression partielle de CO_2 dans le sang qui l'arrose. Il est absolument indifférent dans de très larges limites aux variations de la pression partielle d'oxygène. Ce n'est que lorsque la pression partielle d'oxygène tombe au-dessous des 2/3 de la normale que le centre respiratoire commence à répondre au besoin d'oxygène.

On a constaté que dans une pression absolue de 6 atmosphères le pourcentage du CO_2 était de 0,9 ; à 0,4 atmosphère il était de 15 ; tandis qu'à la pression normale il était d'environ 5,5 avec les mêmes individus.

La pression partielle de CO_2 (c'est-à-dire le produit du pourcentage dans l'air alvéolaire humide par la pression) demeurait tout à fait constant.

Si CO_2 était présent dans l'air inspiré, son effet est de rendre la respiration plus profonde et plus fréquente.

---

d'un des gaz du mélange, de sorte que son volume sous la pression H est $x = V$.

D'après la loi de Mariotte, la pression r est donnée par l'équation :

$$V x = \alpha V H \qquad d'où : \qquad x = \alpha H.$$

De sorte qu'on peut, à volonté, considérer le mélange comme formé par l'addition de volumes inégaux de gaz

$$\alpha V + \beta V + \gamma V + \ldots = H.$$

mesurés sous la pression commune, ou comme l'addition de volumes égaux de gaz V, mesurés sous des pressions partielles. Quand un mélange gazeux est en contact avec un liquide, si la *pression partielle* d'un des gaz varie, le poids de ce gaz dissous par unité de volume du liquide varie proportionnellement. Il faut donc que la pression partielle du CO_2 dans les alvéoles pulmonaires soit constante pour que la teneur du sang en CO_2 puisse l'être aussi.

Car, à moins que la pression de CO_2 dans l'air inspiré commence à approcher de la pression normale alvéolaire de CO_2, il y a peu de changement dans la pression alvéolaire de CO , la compensation se produisant très aisément.

Appliquons maintenant ces considérations au cas d'un plongeur : en raison du travail que nécessite le fait de refouler l'air qui lui est nécessaire, il doit se contenter du minimum d'air nécessaire. Supposons que, quand il est juste couvert par l'eau, il reçoive suffisamment d'air pour empêcher le pourcentage de CO_2 dans son casque de s'élever plus haut que 3. Pendant qu'il travaille, cela le laissera tout à fait à son aise. Si maintenant il descend au-dessous de 10 mètres, le débit d'air restant à peu près le même, le pourcentage de CO_2 dans l'air du casque restera aussi le même.

Pourtant, comme la pression est maintenant de deux atmosphères absolues, son pourcentage normal alvéolaire de CO_2 sera de 2,8 au lieu de 5,6 ; cependant, il lui sera tout à fait impossible de maintenir ce pourcentage de CO_2 dans ses alvéoles, puisque, pendant le travail, le pourcentage dans l'air inspiré lui-même est trois. Il souffrira d'une grande dyspnée.

Un très rapide examen montrera que le plongeur doit avoir deux fois autant d'air à 10 mètres, s'il doit être aussi à l'aise qu'à la surface ; *et à quelque profondeur qu'il soit, la quantité d'air qu'on lui envoie doit être au moins augmentée en proportion de l'augmentation de la pression absolue de l'air.*

En d'autres termes le volume minimum d'air qu'on lui envoie rapporté à la pression sous laquelle il se trouve doit toujours être le même.

Bref, nous trouvons que, dès que cette condition est remplie, comme cela a été prouvé, le malaise et la diminution de la capacité de travail en eau profonde disparaissent.

On cite à ce propos les expériences tentées à diverses reprises par deux officiers anglais, MM. Dumand et Catto, qui étaient aussi peu gênés à 65 mètres de profondeur qu'à un mètre.

Ils purent atteindre cette profondeur aisément en deux minutes, ce qui montre l'erreur extraordinaire de l'ancienne tradition qui veut qu'un plongeur descende toujours doucement, pour s'habituer par degrés aux changements de pression.

En empêchant l'augmentation excessive de CO_2 dans l'air respiré par un plongeur, non seulement on augmentera beaucoup sa puissance de travail et son bien-être, mais aussi on évitera un danger sérieux. Il est fréquent qu'un plongeur inexpérimenté perde connaissance et soit étourdi par l'effet de CO_2. Les conséquences de cet accident peuvent être rapidement fatales, parce qu'il est très dangereux de retirer rapidement un homme d'une grande profondeur et également dangereux de laisser un homme sans connaissance au fond (1).

90. Considérations sur la remontée du plongeur. — Le danger le plus grave auquel est exposé le plongeur apparaît lorsqu'il remonte à la surface.

L'accident qui porte le nom de « coup de pression » lorsqu'il se produit dans les travaux souterrains exécutés en terrain aquifères avec l'aide de l'air comprimé (caissons ou boucliers) peut être attribué à une « embolie gazeuze » provoquée par la formation dans le système circulatoire de bulles d'azote provoquant de la dissolution de ce gaz dans le sang pendant la compression (loi de Dalton) (2). Au moment de la décompression, ce gaz se libère en bulles, ce qui produit un arrêt général ou local de la circulation.

L'accident se manifeste, sous la forme bénigne, par des douleurs rétro-sternales ou des crampes appelées « moutons » par les ouvriers, ou par des démangeaisons qu'ils appellent « puces ». Dans les accidents plus graves, le coup de pression se manifeste : soit immédiatement après la remonte du plongeur, par des douleurs suffisantes pour provoquer l'impotence fonctionnelle d'un membre, soit par le symptôme de Ménière (troubles de l'équilibration).

Quelquefois, les accidents sont plus tardifs, ils se manifestent 1, 2, 3

---

(1) J. S. Haldane. Rapport à l'Amirauté sur les conditions de la plongée à grande profondeur,

(2) D'après la loi de Dalton, un volume V de liquide soumis à une pression gazeuse H dissout un volume de gaz qui, mesuré à la pression H, est une fraction constante de V, par conséquent indépendante de H.

Soit α V cette fraction (α est le coefficient de solubilité). Si nous faisons tomber la pression de H à $\frac{H}{2}$, le volume de gaz qui reste dissous est toujours α V, mais mesuré à la pression $\frac{H}{2}$. Quant au gaz qui occupait tout à l'heure le volume α V à la pression H, il occupe maintenant le volume 2α V à la pression $\frac{H}{2}$; et le volume de gaz qui tend à se libérer est par conséquent : 2α V $- \alpha$ V $= \alpha$ V, c'est-à-dire que ce volume est, lui aussi, constant et indépendant de H. Il est le même quand on passe de deux atmosphères à une ou de quatre à deux, ou de 8 à 4, etc...

4 heures après la plongée, ils peuvent avoir un caractère foudroyant provoquant une issue fatale, avant qu'on ait pu intervenir utilement.

91. Coup de pression — Pour prévenir les accidents de plongée, on emploiera de préférence des plongeurs de 20 à 40 ans, de bonne santé (dans cette circonstance plus que dans aucune autre on admettra que le plongeur a surtout l'*âge de ses artères*), et on opérera la remonte lentement en procédant par stades successifs.

92. Durée de la remonte. — L'expérience pratique du travail dans l'air comprimé montre que, même avec une diminution rapide de pression, le « coup de pression » n'apparaît pas ou bien apparaît rarement pour une pression absolue de deux atmosphères (pression effective d'une atmosphère).

De ce fait, on peut admettre que, puisqu'il est possible de décomprimer rapidement et sans danger : de 2 atmosphères à 1, il sera possible également sans danger, de diminuer la pression : de 4 à 2 ou : de 6 à 3, puisque le volume de gaz qui tend à être libéré est exactement le même dans chaque cas.

Ce qui revient à dire que le danger d'une diminution rapide de pression dépend non de la différence absolue entre la pression initiale et la pression finale, mais du *rapport* entre ces deux pressions.

Si ce rapport n'est que de deux, la décompression brusque sera à peu près sans danger; si au contraire, ce rapport est de 3 ou 4 à 1, la décompression sera *dangereuse*.

La méthode le plus souvent recommandée pour faire remonter les plongeurs sans danger était résumée dans la formule *remonter lentement et uniformément*. Mais des calculs établis sur les principes énoncés ci-dessus montrent que, quelle que lente que soit cette décompression uniforme, la différence entre la pression partielle de l'azote dissous dans les tissus et la pression de l'air extérieur va en augmentant pendant la décompression. A la fin de la décompression, le danger, s'il existe, sera à son maximum, tandis que le temps qu'on emploie à la première moitié de la décompression est simplement perdu, ou pis encore, si la saturation du corps était incomplète quand la décompression a commencé, ce qui est presque toujours le cas pour les scaphandriers.

Ces considérations ont conduit à introduire en pratique une méthode de décompression (remonte) par stades gradués.

Le principe de cette méthode est le suivant :

1er temps. — Le scaphandrier est décomprimé rapidement à la moitié de la pression absolue qu'il supportait, ou un peu plus, si ses tissus ne sont pas saturés.

2e temps. — Il est maintenu en cette situation pendant un temp donné.

3e temps. — Il est décomprimé un peu plus, après qu'un temps asse long s'est écoulé pour permettre à la pression maximum d'azote — dans ses tissus — de tomber à moins de deux fois la pression que l'azote aura dans l'air au stade suivant.

On décomprime ainsi par stades successifs d'après le même principe jusqu'à ce que la pression atmosphérique soit atteinte.

Pour la différence entre les stades, on a choisi pour une pression de 0,3 atmosphères correspondant à une hauteur de 3 mètres d'eau.

La remonte des scaphandriers est réglée de la surface à l'aide de signaux basés sur les indications du manomètre placé sur le réservoir d'air.

Les arrêts qui doivent être observés pendant la remonte d'après le temps passé sous l'eau et la profondeur atteinte ont été calculés avec soin et mis sous forme d'un tableau en usage dans la Marine britannique ; nous reproduisons ci-après une partie de ce tableau.

PROFONDEURS		PRESSION totale en atmosphères	TEMPS ÉCOULÉ depuis l'immersion jusqu'au commencement de a remontée	PROFONDEUR et durée des arrêts en minutes pendant l'ascension mètres				DURÉE totale de l'ascension en minutes
en brasses	en mètres			12	9	6	3	
18-20	33-36 1/2	4,6	jusqu'à 15 minutes	—	2	3	7	15
			de 12 à 25　　》	—	5	5	10	23
			de 25 à 35　　》 (1)	—	5	10	15	33
			de 36 à 60　　》	5	10	15	25	57
			de 60 à 120　》	10	20	30	35	97
			au-dessus de 120	30	35	35	40	142

(1) Maximum ordinaire de la durée de la plongée d'un scaphandrier.

93. Secours à donner au plongeur frappé d'un coup de pression. — Le débarrasser rapidement du casque, de la pèlerine et de l'habit.

L'étendre dans un endroit bien aéré.

En cas de syncope, exécuter les tractions rythmées de langue et la respiration artificielle en frictionnant vigoureusement le blessé sur toutes les parties du corps.

94. Remarque très importante. — La respiration de l'oxygène pur facilitant considérablement la disparition des phénomènes consécutifs au coup de pression, aussitôt que cela sera possible on fera des inhalations de ce gaz.

Tout bateau utilisant les secours d'un scaphandrier devra être pourvu d'un tube d'oxygène pur sous pression, ou des substances pouvant dégager rapidement et facilement des quantités notables de ce gaz.

CHAPITRE X

ACCIDENTS CAUSÉS
PAR LES COURANTS ELECTRIQUES

SOMMAIRE : Phénomènes physiologiques. — Intensité. — Influence du circuit parcouru. — Considérations sur la nature du courant. — Durée du contact. — Résistance opposée au passage du courant. — État de santé de la victime. — Détermination de la tension dangereuse. — Influence de la capacité. — Accidents oculaires. — Prévention des accidents. — Secours à donner à un électrocuté. — Premiers soins à donner en attendant l'arrivée du médecin.

95. Phénomènes physiologiques. — Les courants électriques peuvent causer des accidents graves, mortels souvent, soit :

1° Par altération des tissus par le fait d'une décharge disruptive *(fulguration)* ou même par le simple passage du courant ;

2° Soit par le passage du courant *(sidération)* produisant l'inhibition des centres nerveux en affectant principalement ceux qui demandent la respiration *(mort par asphyxie)*, ou par la paralysie des mouvements du cœur *(trémullations fibrillaires)*.

96. Considérations générales sur la gravité des accidents électriques. — La gravité des conséquences définitives d'un contact électrique varie :

1° Avec l'intensité du courant qui traverse le corps.

2° Avec le chemin parcouru (le danger est maximum lorsque le cœur est dans le circuit.

3° Avec la nature du courant.

4° Avec le temps du contact.

5° Avec la résistance opposée au passage du courant.

6° Avec l'état de santé, de repos ou de fatigue de la victime.

97. Intensité. — Toutes les autres conditions restant égales, la gravité de l'accident variera avec l'intensité du courant dans le corps de la victime : à partir de 0 ampère 050, le danger est grave ; à partir de 0 ampère 100, le danger est mortel quelles que soient la nature et la tension du courant *si le cœur est dans le circuit*.

98. Influence du circuit parcouru. — La mort par l'action d'un courant électrique survient, le plus souvent, par arrêt du cœur (trémullations fibrillaires). Aussi le danger devient-il particulièrement grave lorsque le cœur est placé dans le circuit ; par exemple, toutes autres circonstances restant égales, un accident mettant en contact la main et l'épaule d'un même membre (la victime étant isolée du sol) sera beaucoup moins dangereux que si le contact a lieu d'une main à un pied, ou d'une main à l'autre main.

99. Considération sur la nature du courant. — Le courant continu est beaucoup moins dangereux que le courant alternatif (4 fois moins environ au regard de la tension supportable) ; il ne produit ni crispations musculaires, ni sudation de la peau, comme le courant alternatif ; par contre, il provoque souvent des phénomènes d'électrolyse dont les conséquences toujours très graves, peuvent être mortelles (électrolyse du sang ou des tissus, atrophie des membres, décollement de la rétine provoquant la cécité). Ces phénomènes d'électrolyse peuvent se manifester longtemps après l'accident.

Le courant alternatif est beaucoup plus dangereux que le courant continu ; cela provient, pour une large part des phénomènes de *crispations musculaires* et de *sudation de la peau* provoquée par ce courant.

On comprend que, lorsque le contact accidentel a lieu par les mains, ces phénomènes ont pour résultat de produire un bon contact qui, diminuant la résistance, augmente l'intensité du courant qui traverse le corps ; de plus, cette crispation musculaire complique singulièrement les opérations de sauvetage.

La fréquence du courant alternatif n'est pas à considérer au regard des courants industriels (25 à 75 périodes), par contre, M. d'Arsonval a démontré que des courants alternatifs très dangereux aux basses fréquences, pouvaient devenir à peu près inoffensifs lorsque la fréquence devenait d'un ordre élevé (100.000 alternances par seconde).

100. Durée du contact. — Au point de vue pratique, la durée du contact accidentel n'est guère à considérer ; lorsque les circonstances de l'accident rendent ce contact mortel, le plus souvent la mort est survenue très rapidement, au bout de quelques secondes à peine.

101. Résistance opposée au passage du courant. — La résistance opposée au passage du courant est à considérer ; elle se compose de deux résistances additionnées : l'une, celle du corps : d'une muqueuse à une autre muqueuse est à peu près invariable : 1000 à 1200 ohms d'une main à l'autre ou d'une main à un pied ; la seconde résistance, celle du contact, est variable selon la nature du sol et selon que le court-circuit a lieu par la terre ou entre deux conducteurs ; enfin, il faut considérer la résistance de l'épiderme qui peut varier selon qu'il existe ou non des callosités.

Lorsque, par construction ou par accident, le sol devient *particulièrement bon conducteur* (pont métallique, intérieur des chaudières, cales humides, plancher recouvert de solutions acides ou salines), des précautions supplémentaires devront être prises pour prévenir les accidents.

Dans le même ordre d'idées, on ne devra jamais se mettre en contact entre un conducteur sous tension et un autre corps mis à terre (se méfier des baignoires, le corps mouillé facilitant le passage du courant ; des charpentes métalliques ; des tuyaux d'eau, etc., etc...)

102. Etat de santé de la victime. — L'état de santé, l'état de fatigue ou de repos de la victime peuvent aggraver les conséquences définitives d'un contact accidentel ; le « choc » qui provient de ce contact ou même le simple passage du courant ont des conséquences plus graves pour un malade, surtout pour un cardiaque ; de même l'état de sommeil, naturel ou artificiel (chloroformisation) semble immuniser, dans une certaine mesure, la victime d'un contact accidentel.

103. Détermination de la tension dangereuse. — Lorsqu'on se préoccupe de prévenir les accidents électriques, on est tenté de séparer les tensions dangereuses de celles qui, croit-on, ne le sont pas ; c'est là une erreur considérable : tous les courants électriques, même ceux dits de basse tension, peuvent devenir dangereux suivant les circonstances dans lesquelles l'accident se produit ; il suffit que les résistances opposées au courant soient assez faibles pour que l'intensité acquière une valeur dangereuse (0 ampère 050 à 0 ampère 100).

La pratique nous a permis de constater que les plus basses tensions ayant occasionné des accidents mortels sont de :

200 volts pour le courant continu ;
95 volts pour le courant alternatif.

Les règlements français (décret du 11 juillet 1907, arrêté technique du 24 mars 1911) divisent les courants en deux catégories :

1° Courants de première catégorie (considérés comme relativement peu dangereux)

a). Courants continus : moins de 600 volts (mesurés entre fil et terre).

b). Courants alternatifs : moins de 150 volts (mesurés entre fil et terre).

2° Courants de deuxième catégorie (considérés comme relativement dangereux)

a). Courants continus : au-dessus de 600 volts.

b). Courants alternatifs : au-dessus de 150 volts.

104. Influence de la capacité. — On peut attribuer à la capacité une part du danger spécial aux courants alternatifs.

Sur une ligne à courant continu *parfaitement isolée du sol*, il n'y aurait aucun danger à toucher un seul conducteur de la ligne. Le corps ne serait, en effet, soumis à aucune différence de potentiel.

Il n'en est pas de même avec une ligne à courants alternatifs. Il y a toujours danger à toucher un seul conducteur d'une ligne à courants alternatifs ; le danger est d'autant plus grand que la capacité de la ligne est plus grande.

105. Accidents oculaires. — Les accidents oculaires provoqués par les courants électriques peuvent être fort graves et conduire à la cécité absolue ; on peut les classer en deux catégories selon qu'ils sont déterminés par un arc voltaïque (l'accident se nomme « coup de soleil électrique ») ou bien par le simple passage du courant.

Sous l'action d'un court-circuit qui éblouit, se produit de l'érythropsie ou vision rouge, puis de l'affaiblissement de l'acuité et du champ visuel ; quelquefois, on rencontre aussi de l'ophtalmie et de la photophobie.

La plupart du temps, ces manifestations surviennent sans qu'il puisse être question de rayons thermiques ; on doit les imputer aux rayons ultra-violets ; ces rayons ne parviennent pas jusqu'à la rétine ; ils sont absorbés par les tissus superficiels, siège unique des affections oculaires et par le cristallin.

Pour éviter ce genre d'affections, on recommandera aux ouvriers soudeurs de porter des lunettes dont les verres seront teintés par un sel d'urane.

106 Prévention des accidents. — La prévention des accidents électriques et leur diminution peut être obtenue en combinant les procédés ci-après :

I. Ne jamais toucher directement des conducteurs sous tension ;

II. Prendre des précautions pour éviter les manœuvres dangereuses et isoler du sol le personnel appelé à exécuter ces manœuvres. (Voir *Décret du 11 juillet 1907* et *Arrêté technique du 21 mars 1914*).

III. Prendre des précautions spéciales pour porter secours à un électrocuté. (Dispositions ci-dessous rendues règlementaires dans toutes les usines).

107. Secours à donner à un électrocuté. — Le contact direct avec le sol rend le sauvetage particulièrement dangereux pour le sauveteur.

Écarter immédiatement du courant la victime avec un bâton ou un linge sec, ou bien supprimer le courant en manœuvrant un interrupteur bi-polaire ; si ces opérations sont impossibles, couper les fils conducteurs de part et d'autre de la victime, en s'entourant les mains avec gants, morceaux d'étoffe, ou bien en s'isolant de la terre en se plaçant sur une planche en bois sec, un tabouret, une chaise.

Dans l'exécution de ces manœuvres sur les conducteurs électriques, on aura soin de n'opérer qu'avec une seule main et on évitera soigneusement de se mettre en contact avec la terre ou avec une partie métallique reliée à la terre.

Nota : Ces précautions vagues ne s'adressent pas aux électriciens.

108. Premiers soins à donner en attendant l'arrivée du médecin. — Donner à la victime, dès qu'elle a été soustraite aux effets du courant, les soins ci-après indiqués, même dans le cas où elle présenterait les apparences de la mort.

Transporter d'abord la victime dans un local aéré où on ne conservera qu'un très petit nombre d'aides, trois ou quatre, toutes les autres personnes étant écartées.

Desserrer les vêtements et s'efforcer, le plus rapidement possible, de rétablir la respiration et la circulation.

Pour rétablir la respiration, on peut avoir recours principalement aux deux moyens suivants : la traction rythmée de la langue et la respiration artificielle.

Commencer toujours par la méthode de la traction de la langue, en appliquant, en même temps, s'il est possible, la méthode de la respiration artificielle.

Chercher, concurremment, à ramener la circulation en frictionnant la surface du corps, en flagellant le tronc avec les mains ou avec des serviettes mouillées, en jetant de temps en temps de l'eau froide sur la figure, en faisant respirer de l'ammoniaque ou du vinaigre.

109. Méthode de la traction rythmée de la langue. — Ouvrir la bouche de la victime et, si les dents sont serrées, les écarter en forçant avec les doigts ou avec un corps résistant quelconque : morceau de bois, manche de couteau, dos de cuiller ou de fourchette, extrémité d'une canne, etc...

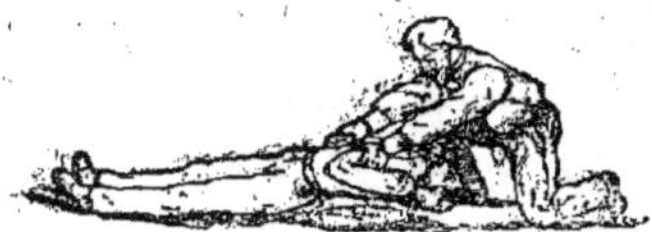

Fig. 11.
Respiration artificielle
(1er temps).

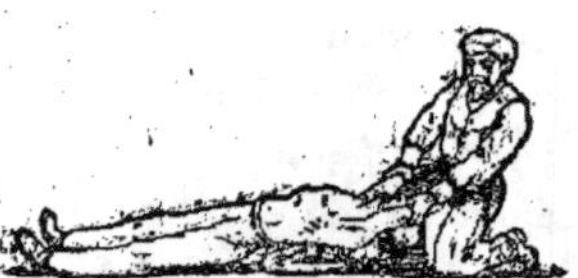

Fig. 12.
Respiration artificielle
(2e temps).

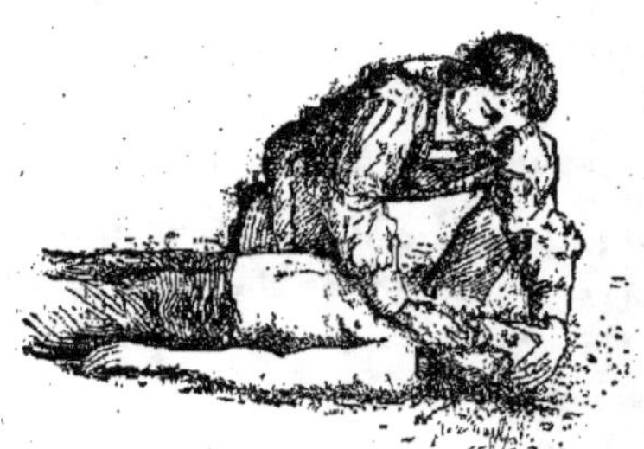

Fig. 13.
Tractions rythmées
de la langue.

Saisir solidement la partie antérieure de la langue entre le pouce et l'index de la main droite, nus ou revêtus d'un linge quelconque, d'un mouchoir de poche par exemple (pour empêcher le glissement), et exercer sur elle de fortes tractions répétées, successives, cadencées ou rythmées, suivies de relâchement en imitant les mouvements rythmés de la respiration elle-même, au nombre d'au moins vingt par minute.

Les tractions linguales doivent être pratiquées sans retard et avec persistance durant une demi-heure, une heure, et plus, s'il le faut, sans se décourager.

110. Méthode de la respiration artificielle. — Coucher la victime sur le dos, les épaules légèrement soulevées, la bouche ouverte la langue bien dégagée.

Saisir les bras à la hauteur des coudes, les appuyer, assez fortement sur les parois de la poitrine, puis les écarter et les porter au-dessus de la tête en décrivant un arc de cercle ; les ramener ensuite à leur position primitive en pressant sur les parois de la poitrine.

Répéter ces mouvements environ vingt fois par minute en continuant jusqu'au rétablissement de la respiration naturelle, rétablissement qui peut demander quelquefois plusieurs heures.

CHAPITRE XI

LE TRAVAIL DANS LE MILIEU SOUTERRAIN

SOMMAIRE : Insalubrité. — Obscurité. — Humidité. — Température. — Atmosphère confinée et viciée. — Gaz nuisibles. — La tuberculose chez les mineurs. — Maladie des tunnels.

111. Insalubrité du milieu professionnel. — Le travail dans le milieu souterrain comprend le percement des galeries souterraines, l'exploitation des mines et carrières et la construction des tunnels.

Il y a en réalité une maladie des mineurs c'est-à-dire une maladie constituée par un ensemble de symptômes qui sont bien la conséquence du séjour habituel dans le milieu souterrain.

Suivant la nature du gisement exploité, il viendra se joindre parfois à cette influence essentielle et commune des milieux souterrains l'influence des poussières ou des vapeurs toxiques provenant du minerai lui-même ou des opérations par lesquelles on procède à son extraction (cuivre, arsenic, plomb, mercure) ou bien celle des vapeurs ou gaz toxiques dégagés du gisement lui-même (gaz carburés de la houille).

Les causes essentielles de cette insalubrité sont : l'absence de lumière solaire, la grande humidité, une atmosphère confinée et viciée, la température élevée, formant ensemble le faisceau étiologique par excellence de l'anémie constitutionnelle.

Obscurité. — La privation de lumière solaire est un auxiliaire puissant de l'anémie en diminuant l'activité des échanges organiques présidant à la nutrition des tissus et, indirectement, en agissant sur l'organisme, par l'appui qu'elle apporte aux causes de viciation du milieu ambiant.

Humidité. — L'humidité est la caractéristique du milieu souterrain, à cause des couches aquifères qu'il faut traverser, des filtrations de l'eau à travers les murs des nappes d'eau qui s'écoulent dans le radier des galeries, l'atmosphère souterraine est souvent saturée de vapeur d'eau, ce qui avec la chaleur, en fait une cause importante de déchéance organique et de prédisposition aux maladies. L'eau croupissante chargée de détritus de toute sorte donne lieu à des éruptions cutanées tenaces et douloureuses.

Température. — Au-dessus de 30°, la température devient dangereuse. Dans les travaux de percement du Mont-Cenis, la température au centre du tunnel s'est élevée à 29°5 ; au Mont Saint-Gothard, elle était en moyenne 31° à 32° et elle a atteint 35°. Dans les deux derniers mois, chacun des deux chantiers perdait en moyenne, par mois, dix chevaux qui s'abattaient foudroyés par congestion pulmonaire. Cette chaleur humide avait rendu malades 60 °/₀ des ouvriers.

Dans les mines, les puits de 500 mètres de profondeur ne sont pas rares ; dans le Harz, à Andreasberg, certains puits descendent à 870 mètres. On a calculé qu'il faut compter sur un accroissement de un degré par 30 mètres de profondeur environ.

Le climat de la région, la nature du terrain environnant interviennent pour atténuer ou augmenter les effets des températures souterraines. Dans nos pays la température est :

à 100ᵐ de profondeur, de 15°
à 200ᵐ   —   de 18°
à 300ᵐ   —   de 21° à 22°
à 400ᵐ   —   de 25° à 26°

Au Mexique, on cite des mines où la température moyenne est de 38°. Dans les terrains volcaniques, la température moyenne est toujours plus élevée ; elle est extrême dans les houillères échauffées par des incendies souterrains. Avec un air sec, cette chaleur est assez supportable. D'après M. Lommel, les mines de Comstock, dans la Névada, seraient régulièrement exploitées à une température de 55°,5 qu'une ventilation énergique parvient à peine à abaisser de 10° environ.

112. Atmosphère confinée et viciée. — L'altération de l'air respirable est due à son mélange avec des produits gazeux toxiques et délétères ou seulement impropres à la respiration.

Dans certaines mines, l'air est altéré par la disparition de son oxygène, due à des combinaisons chimiques spontanées. Dans les mines de houille, il peut y avoir production notable d'acide carbonique, en même temps qu'absorption de l'oxygène. Ainsi P. Moyle a trouvé dans les mines de Cornouailles de 15,51 (minimum) à 17,55 (maximum) pour 100 d'oxygène. Dans le premier cas les lampes s'éteignaient et quatre mineurs mouraient. Leblanc, analysant les mines de Poullanen et de Huelgoat, en

Bretagne, où les pyrites de cuivre absorbent de l'oxygène sans produire d'acide carbonique, a constaté les résultats suivants :

1° Dans un endroit où il n'y avait pas 16,7 % d'oxygène, la respiration est peu gênée ;

2° Avec 15, 5 % d'oxygène, on peut respirer sans trop de difficulté ;

3° Avec 9,8 %, l'air est asphyxiant et au bout d'une à deux minutes on se sent pris de défaillance.

Haussmann a trouvé 13 % d'oxygène dans les mines du Harz. Or on sait que dans l'air pur il y a 21 % d'oxygène. Fabre, de Commentry, fait jouer à cette raréfaction de l'oxygène le principal rôle dans les tendances à l'anémie que l'on observe chez ceux qui ont travaillé plus ou moins longtemps dans de pareilles galeries. Les symptômes observés sont : refroidissement facile des extrémités, vertiges, essoufflement, palpitation, fatigue, auxquels s'ajoutent presque toujours des troubles digestifs. Il y aurait, selon lui, anorexie par insuffisance d'oxygène.

113. Gaz nuisibles. — Les gaz nuisibles qui se mélangent à l'air de certaines galeries de mines sont, en premier lieu l'acide carbonique, ou *touffe* des mineurs qui tend à s'accumuler dans les vieux travaux, anfractuosités et qu'une ventilation active peut seule dégager. Dans certaines mines, sous l'influence de l'acide sulfurique provenant de l'oxydation des pyrites et de son action sur les calcaires voisins, il se dégage de véritables brouillards d'acide carbonique qui s'accumule dans des poches, en tension suffisante parfois pour provoquer des explosions redoutables. Il y a aussi, selon les circonstances, les hydrogènes sulfurés, dans les mines pyriteuses et carbonées (houillères), les émanations produites par la décomposition des matières organiques, l'oxyde de carbone, etc..... L'hydrogène protocarboné produit le grisou des mines de houille.

Chez les mineurs, on trouve donc une anémie réelle, consécutive à la souffrance de l'hématose, imputable aux conditions même du milieu commun, et des symptômes d'asphyxie lente comme ceux qui furent observés en 1889 à la mine de Villebœuf, près de Saint-Étienne, sur près de 200 ouvriers qui travaillaient dans des galeries mal aérées (A. Guinard), ou des asphyxies dues à l'acide carbonique, à l'hydrogène sulfuré, etc.....

114. La tuberculose chez les mineurs. — En dehors des gaz, l'air souterrain renferme des poussières provenant de l'exploitation. Les ouvriers mineurs, ceux des houillères en particulier sont peut être ceux chez qui l'on rencontre le moins fréquemment la tuberculose pulmonaire. Ce phénomène est dû, non pas tant peut-être, ainsi que quelques-uns l'ont prétendu, à ce que la poussière de charbon serait peu favorable au développement du bacille de la tuberculose ou à ce que l'atmosphère des mines, chargée d'humidité et de gaz doués de propriétés antiseptiques, porterait obstacle à la dissémination de l'agent infectieux, qu'au fait que du rude labeur qu'exige la profession, les débiles prédisposés s'en tiennent éloignés et les malades se hâtent de la quitter.

115. Maladie des tunnels. — Observée surtout pendant le percement du Saint-Gothard, c'est l'*ankylostomiase*, ou maladie provoquée par la présence dans l'intestin d'un ver, l'ankylostome duodénal. Les œufs d'ankylostome, expulsés de l'intestin avec les selles des ouvriers atteints de ce parasitisme trouveraient dans la chaleur et les galeries des tunnels et des mines un milieu favorable pour leur transformation en larves ; et dans la malpropreté des ouvriers, dans la souillure de leurs aliments et boissons, une cause de pénétration dans le tube digestif. C'est une maladie d'importation. Dans les régions voisines de Bonn, Heise a trouvé l'ankylostome duodénal dans les selles de la plupart des *tuiliers* et, quelques années plus tard, la même maladie était déclarée chez quelques tuiliers des environs de Cologne.

Dans les mines d'or de Kremnitz et de Schemnitz, on ne trouve l'anémie qu'à Schemnitz, les deux mines sont cependant peu distantes et creusées à la même profondeur et dans la même roche. Cependant à Kremnitz, la roche traversée par le filon aurifère contient une grande partie de pyrite de fer (bisulfure) ; à Schemnitz, ce corps est très peu abondant, il en résulte que, sous l'influence des décompositions qui ont lieu dans le sol, l'eau qui ruisselle de la roche à Kremnitz est très chargée d'acide sulfurique ; c'est ce qui préserve les mineurs de l'anémie parasitaire. Les œufs de l'ankylostome périssent dans ces eaux. A Schemnitz, ils continuent à se développer et pénètrent de nouveau dans l'organisme. Pour faire disparaître l'anémie dans cette dernière mine, on y a creusé un canal couvert destiné à l'écoulement des eaux d'infiltration et chaque ouvrier a été astreint à verser ses déjections dans ce canal. Les eaux vont se jeter dans un cours d'eau voisin suffisamment acide pour s'opposer au développement des œufs de l'ankylostome et l'anémie est devenue de moins en moins fréquente à Schemnitz.

CHAPITRE XII

PATHOLOGIE DES ACCIDENTS DU TRAVAIL

SOMMAIRE : § 1. — **Accidents causés par les machines et mécanismes.** — Inflammation. — Abcès. — Gangrène. — Traumatisme. — Plaies simples. — Plaies contuses. — Plaies par arrachement. — Brûlures. — Fractures.
§ 2 — **Premiers soins à donner en cas d'accidents :** — Asphyxie. — Asphyxie par les gaz méphitiques. — Strangulation. — Submersion. — Insolation. — Froid. — Plaies.

§ 1er. — ACCIDENTS PROVOQUÉS PAR LES MACHINES ET MÉCANISMES

116. Inflammation. — C'est la réaction que provoque une cause irritante, un traumatisme par exemple, ou une brûlure, surtout la pénétration de microbes pathogènes ou de leurs toxines.

Les tissus enflammés sont rouges, chauds, tuméfiés et douloureux. L'inflammation est donc caractérisée par *douleur, tuméfaction, chaleur,* et *rougeur.* Il se produit, en outre, les phénomènes suivants : dilatation des petits vaisseaux, ralentissement du courant sanguin, margination des leucocytes. Ces globules traversent la paroi et s'accumulent dans le tissu conjonctif. C'est la *diapédèze ;* elle n'est qu'une manifestation de la *phagocytose.* Les microbes pathogènes ont frappé un point de l'organisme ; il s'est formé ainsi un « *nodule toxi-infectieux* » *;* les leucocytes accourent défendre le point lésé ; les microbes sont incorporés et dirigés. Metchnickoff appelle les globules blancs des *phagocytes.*

Parmi les microbes, il faut citer le *bacterium coli communi,* le *bacille typhique,* le *pneumocoque,* le *bacille de Koch,* le *streptocoque,* les *staphylocoques blancs et orangés,* le *microcoque ténu,* le *gonocoque,* etc.....

TRAITEMEMT. — Quand une solution de continuité du tégument externe ou d'une muqueuse ouvre la porte à l'inoculation, on oblitère la plaie, on

s'oppose à l'entrée des germes qu'on détruit par les substances parasiticides
Lorsque l'inflammation existe, elle comporte une thérapeutique spéciale.

117. Abcès. — Un abcès est toute collection purulente qui se creuse
une cavité aux dépens des tissus. Les *abcès chauds* succèdent aux inflammations franches. Les *abcès froids* sont de nature tuberculeuse. Il en est
une variété dite *abcès chroniques* pour les distinguer des abcès froids tu-
berculeux.

Les cellules et fibrilles, réseaux capillaires et terminaisons nerveuses
se mortifient et se transforment en un liquide épais, crémeux, jaune, blanc
ou verdâtre, c'est le pus. Les microbes y abondent. Les nodules toxi-
infectieux s'y multiplient. Aux limites de ces foyers s'est formée une
membrane.

Ils sont produits à la suite d'une violence extérieure, de la pénétration
dans les chairs d'un corps étranger : écharde, éclat de pierre, etc..... déterminant la suppuration.

Lorsque les tissus sont *superficiels*, ils présentent les quatre caractères de l'inflammation. Puis arrive la *suppuration ;* après une première et
abondante évacuation, le pus suinte encore, puis l'ouverture se cicatrise.

On reconnaît un abcès à la *fluctuation ;* elle indique une collection
liquide, elle se reconnaît par la transmission de la pression d'un doigt à
l'autre.

Traitement. — Si l'abcès est superficiel et les douleurs peu vives,
on peut attendre. Dans le cas contraire, le médecin est appelé et pratique
l'ouverture dela collection purulente.

118. Gangrène. — La *gangrène* est la mortification limitée des
tissus. Gangrène et sphacèle sont synonymes. L'*eschare* est le lambeau
mortifié que l'inflammation sépare du vif. Dans le tissu osseux, la gangrène se nomme *nécrose*, et l'eschare *séquestre*.

Les causes des gangrènes par lésions *directes* sont : tous les traumatismes et au premier rang les contusions. Les froidures, les brûlures, les
caustiques jouent un rôle semblable, détruisent ou rendent inaptes aux
échanges nutritifs les éléments anatomiques.

Les gangrènes *indirectes* par troubles circulatoires sont dues à un
obstacle siégeant soit dans les artères, dans les veines, dans les capillaires, ou dépendent du cœur.

Lorsque la gangrène apparaît, la peau devient pâle, livide, marbrée de taches bleuâtres. La sensibilité a disparu et la température est celle du milieu ambiant. On distingue, d'après l'aspect des tissus, cinq types : la *gangrène par cadavérisation*, la *gangrène blanche*, la *gangrène sèche* la *gangrène humide* et la *gangrène gazeuse*.

Ces lésions évoluent suivant trois périodes : la *mortification*, l'*élimination des eschares* et la *réparation*. Souvent la plaie se transforme en ulcère. Si la perte de substance est large, l'organisme ne peut pas toujours faire les frais d'une suppuration prolongée et le malade meurt épuisé.

Traitement. — Lorsque la mortification dépend d'une altération du sang, il faut s'attaquer à la cause. Dans l'*ergotisme*, on se hâtera de supprimer l'usage des farines empoisonnées par l'ergot de seigle ; surveiller le diabète. Modérer par les moyens ordinaires la réaction inflammatoire qui pouvait accompagner la chute de l'eschare. Soutenir les forces du malade.

119. Traumatismes. — Ce sont les affections locales provoquées d'une manière instantanée par les agents mécaniques, physiques ou chimiques et que caractérisent la séparation brutale ou la destruction des éléments anatomiques, tous désordres présentant une tendance à la séparation spontanée.

Les traumatismes consécutifs aux agents physiques (chaleur, froid, électricité) et aux agents chimiques (caustiques de toutes sortes) forment une classe à part comprenant les *brûlures* et les *froidures*.

Les traumatismes provoqués par des agents mécaniques résultent d'un conflit entre un corps en mouvement, le corps vulnérant, et nos tissus qui lui résistent. D'ordinaire, le corps vulnérant est extérieur : projectile, tranchant d'un couteau, d'un outil, un mécanisme, un bâton, la roue d'une voiture, tantôt il fait partie de l'organisme : un muscle en se contractant peut amener la rupture d'un os et un os fracturé ou luxé peut amener la déchirure des chairs qui l'enveloppent.

Pour déterminer l'évolution probable d'un traumatisme, il faut, dit Verneuil, considérer non seulement la blessure, mais aussi l'état constitutionnel du blessé et le milieu où il se trouve.

120. Plaies simples. — La plaie est la solution de continuité des téguments et des parties molles sous-jacentes, produite instantanément par une violence presque toujours extérieure.

La plaie est *simple* lorsque les bords en sont nets, qu'ils se juxtaposent sans peine et que rien ne s'oppose à leur affrontement. La plaie est *composée* lorsque, outre la peau, une partie des muscles ou quelque organe important : tendon, nerf, gros vaisseau, sont coupés, et nécessitent une intervention distincte. La plaie est *compliquée* lorsqu'elle s'accompagne d'accidents locaux ou généraux.

1° **Coupures.** — Ce sont les plaies produites par des outils ou des instruments *tranchants* qui incisent les tissus. Elles sont *superficielles* si elles n'intéressent que les téguments, et *profondes* quand elles divisent en même temps les couches sous-jacentes.

Au moment de la coupure : 1° le blessé ressent de la douleur, 2° du sang s'écoule, 3° les bords de la plaie s'écartent. Il se produit ensuite les phénomènes consécutifs ; l'irritation du traumatisme aboutit à la cicatrisation des lèvres de la plaie, soit par *réunion immédiate*, soit par *réunion secondaire*.

La réunion immédiate « est l'adhésion primitive et sans suppuration des lèvres d'une plaie mises en contact ». Elle exige une coupure nette, une juxtaposition complète, une bonne nutrition. Cette réunion primitive a été observée dans des cas où une portion d'organe, séparée du corps par un traumatisme, avait été immédiatement réappliquée.

La *réunion médiate. secondaire* ou *par suppuration*, la *cicatrisation à air libre* s'obtiennent lorsqu'il y a large perte de substance, que les lèvres ne peuvent en être rapprochées, ou qu'une cause quelconque a ait échouer la réunion primitive. La *réunion secondaire par première intention* est celle d'une plaie bourgeonnante dont on rapproche les deux lèvres comme pour une coupure récente.

TRAITEMENT. — Le plus grand repos intellectuel, moral et *physique* est imposé au blessé, de préférence au lit dans un appartement aéré et à une température uniforme et légèrement élevée. Une des complications microbiennes les plus redoutables des plaies est le *tétanos* qui est favorisé par le froid. On nourrit bien le blessé en observant les précautions hygiéniques élémentaires. Le médecin est appelé dans les cas d'une certaine gravité.

2° **Piqûres.** — Ce sont les plaies faites avec des outils pointus, des instruments piquants, des armes, des clous, une écharde, etc....

L'instrument piquant sort de la blessure qu'il a faite, ou s'y brise et y séjourne. Tous les intermédiaires se trouvent entre une coupure, une piqûre et une plaie contuse.

La piqûre est étroite et profonde ; il y a peu ou pas d'hémorragie, la douleur est presque nulle.

Au niveau du thorax et de l'abdomen, au voisinage des jointures, la piqûre peut être *pénétrante* et s'ouvrir dans la plèvre, le péritoine ou la séreuse articulaire. La plaie est alors toujours très grave. On sait la réputation qu'ont acquise, surtout dans les pays chauds, les blessures des membres produites par du fer oxydé, des morceaux d'os et des fragments de bois. Le tétanos en est souvent la conséquence.

Mais, en général, les piqûres guérissent rapidement, les tissus écartés se mettent en contact et la plaie se trouve dans les conditions d'une petite coupure dont on a réuni les bords.

Lorsqu'il s'agit d'une plaie étroite, nette, sans contusion, on doit en mettre le trajet à l'abri des germes et on oblitérera l'orifice par de la baudruche collodionnée. On n'hésitera même pas, lorsque la blessure est pénétran x, même lorsqu'il s'agit de corps étrangers brisés dans les tissus, à moins qu'ils ne soient à fleur de peau. La plus grande immobilité est nécessaire pour éviter l'inflammation qui est très grave lorsque la piqûre est profonde. Au premier indice de douleur, de tension, de battement, on plongera les parties blessées dans une solution phéniquée chaude et très étendue.

3° **Plaies envenimées ou virulentes.** — A part celles faites par les animaux vivants dans les pays tropicaux, il y a celles occasionnées par les abeilles, les frelons et les guêpes, celles du scorpion et de la vipère.

Le traitement consiste à placer sur le membre, au-dessus de la plaie, une ligature qui s'oppose à la circulation du sang. On lave la blessure, on la comprime pour chasser le venin. Il est quelquefois utile d'élargir l'orifice. Une ventouse attirerait la substance délétère hors de la piqûre. A son défaut, on opérerait la succion, sans danger s'il n'existe aucune érosion dans la bouche et une cautérisation détruira efficacement les premières couches de tissus envenimées : fer rouge, potasse, acide azotique, plus énergiques que l'ammoniaque.

Les maladies virulentes qu'une plaie peut déterminer sont la rage, la morve, la syphilis, le charbon, les inflammations de toutes sortes, la tuberculose, l'érysipèle, le tétanos, le furoncle et les diverses septicémies. Les piqûres des tissus et l'insertion sous la peau des microbes particuliers à chacune de ces affections sont les conditions sans lesquelles elles ne sauraient se développer. L'organisme atteint devient lui-même un foyer d'infection, et ainsi se perpétuent les maladies virulentes incapables d'une apparition spontanée.

121. Plaies contuses. — Lorsqu'un corps mousse pèse sur nos tissus ou les frappe avec force, il provoque une attrition dans la peau et dans les couches sous-jacentes. Si les téguments ont été rompus comme les tissus qu'ils recouvrent, on dit qu'il y a *plaie contuse*, et *contusion* lorsque la peau est intacte sur le foyer traumatique.

1° **Contusion.** — C'est l'écrasement des couches sous-cutanées sans solution de continuité de la peau.

En général, la pression est extérieure : machines, outils, éclats, etc..., et le point d'appui est intérieur : une aponévrose, un muscle contracté, une partie du squelette. La pression peut être intérieure, produite par une partie articulée luxée, et le point d'appui extérieur, le sol par exemple.

La *contusion au premier degré* se caractérise par une sensation de brûlure, d'engourdissement qui ne dure pas. Il survient une blancheur, une lividité immédiates, puis une vive douleur due à la paralysie vasomotrice ; elle disparaît pour faire place à une congestion qu'accompagne un léger œdème. Enfin il se produit une *ecchymose* · c'est la rupture des capillaires ; elle apparaît peu après le traumatisme et siège dans la peau. Quand le sang s'épanche dans le tissu cellulaire ou sous-aponévrotique, ce n'est qu'au bout de trois jours et plus que les téguments se colorent. On observe une tache marbrée d'un noir d'encre au début, surtout là où le derme est mince ; la tache s'agrandit, les teintes foncées s'éclaircissent, passent du noir au violet, au vert, au jaune et disparaissent. Certaines ecchymoses sont provoquées spontanément par un effort.

La *contusion au deuxième degré* est caractérisée par une douleur plus vive et un gonflement plus grand, une gêne et un engourdissement plus marqués, un épanchement plus considérable. Outre les capillaires, de plus gros vaisseaux se rompent constituant les *bosses, poches sanguines, dépôts sanguins*. Il peut se produire un abcès sanguin, surtout chez les débilités, les cachectiques, ceux qu'affaiblissent l'alcoolisme, le diabète et l'albuminurie.

Dans la *contusion au troisième degré*, la peau est livide, violacée, engourdie, froide. Bientôt l'épiderme se ride et se dessèche, les téguments prennent une teinte brune comme dans les brûlures et l'on a un eschare en retrait sur les tissus environnants. La chaleur et la sensibilité tendent à se rétablir, mais la moindre réaction inflammatoire peut tout compromettre, et la gangrène se déclare qui détruit la zone mortifiée et souvent la zone périphérique. Pour produire cette lésion, il est indispensable qu'une pression obliquement exercée fasse glisser la peau sur un plan résistant : les tractus celluleux se déchirent ; un décollement se produit et forme une cavité où la sérosité s'accumule. C'est l'*épanchement primitif de la sérosité*. La jambe en arrière, la cuisse en dehors, les fesses et les lombes, la paroi abdominale sont les lieux d'élection des épanchements de sérosité. La tumeur est fluctuante ; elle est plus gênante que douloureuse, augmente ou reste stationnaire, ou diminue quelquefois.

Dans la *contusion au quatrième degré*, un segment de membre ou un membre tout entier est broyé par la violence extérieure. La peau, froide, insensible livide, marbrée, mais dont la trame n'est pas rompue, est soulevée par l'extravasation des liquides qui, avec les chairs broyées, constituent une bouillie donnant aux parties la forme et la consistance d'une outre distendue (Dr Paul Reclus). Le squelette est brisé et l'on sent la crépitation des esquilles osseuses. Parfois, il y a contusion viscérale. Les hémorragies sont rares. Les phénomènes généraux sont graves. Le blessé est en état de « choc », insensible et sans parole. La face est pâle, le corps recouvert d'une sueur visqueuse. La mort arrive au bout de quelques heures.

Traitement des contusions. — Les contusions au premier degré guérissent à peu près seules, et le repos, l'application des liquides astringents y suffisent. — Au deuxième degré il faut diminuer l'afflux du sang par des compresses trempées dans l'eau fraîche ; par la position élevée ; les massages prudents ; enfin, par une compression qui a le double avantage de modérer l'inflammation et de faire résoudre l'épanchement. Le Dr Paul Reclus recommande la bande élastique ; elle doit être enlevée dès que le blessé la supporte difficilement ; on la serre alors un peu moins. Pour les cas plus graves, l'intervention du médecin s'impose.

2° Plaies contuses. — On nomme ainsi les solutions de continuité de la peau et des tissus sous-jacents par un corps mousse. (Les plaies que font les projectiles des armes à feu sont des plaies contuses). Elles se caractérisent par leurs lèvres mâchées, déchiquetées, irrégulières. Il existe des décollements étendus et des lambeaux de peau reposent sur les plans sous-jacents meurtris. La douleur est peu vive et l'écoulement sanguin dure peu.

Les plaies contuses ne se réunissent guère par première intention. Lorsque les bords ne sont pas trop mâchés et que la peau est vasculaire, comme au crâne et à la face, laver la plaie, la débarrasser des corps étrangers et tenter la réunion immédiate. S'il y a des lambeaux mal nourris, si les couches sous jacentes sont atteintes et qu'il existe un mauvais état constitutionnel le médecin décidera et aura recours au pansement ouvert pour modérer l'inflammation et limiter la gangrène.

122. Plaies par arrachement. — Ce sont les pertes de substances par une traction violente : les courroies et les engrenages des machines à mouvements rapides, une roue de machine ou de voiture entre les rayons de laquelle s'engage la jambe. Les doigts et le poignet en sont le siège habituel ; quelquefois l'épaule et le coude. Les orteils et même les pieds ont été détachés. Les déchirures ne se font pas au même niveau et les divers tissus se séparent à des hauteurs différentes. Il n'y a pas d'écoulement sanguin, grâce à la façon dont s'oblitèrent les vaisseaux en se rompant ; pas de douleur.

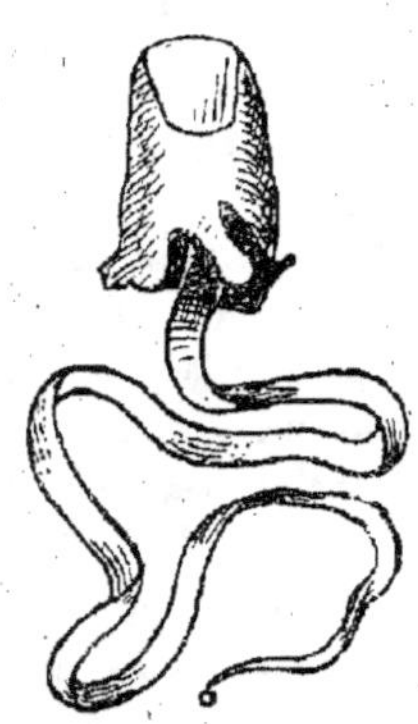

Fig. 14.
Pouce arraché avec une grande longueur du fléchisseur propre.

(Accident fréquent chez les tourneurs).

Bien que ces plaies soient exposées aux suppurations diffuses, elles guériraient plus vite que les amputations pratiquées au même niveau ; les tissus profonds se réunissent par première intention. Quant aux parties superficielles, les lambeaux mortifiés s'éliminent ; la surface granule et une cicatrice irrégulière tapisse les moignons. Lorsque la peau rétractée n'enveloppe pas les chairs, le chirurgien excisera à une hauteur suffisante les portions de muscles saillantes et les bouts d'os dénudés.

123 Brûlures. — On nomme *brûlures*, les lésions que produisent sur nos tissus la chaleur et certaines substances dites caustiques.

Le calorique rayonnant ne détermine que des brûlures superficielles. C'est par contact que les brûlures surviennent. Les plus fréquentes sont causées par des solides, des liquides. du gaz ou des vapeurs. Les gaz déterminent des accidents par la flamme qu'ils produisent : les artificiers, les droguistes, les employés à l'éclairage, les mineurs, etc....., sont atteints de brûlures superficielles mais redoutables par leur étendue, les vêtements en feu ne peuvent être séparés du corps, la peau se carbonise, la graisse s'allume et les aliments de la combustion en sont accrus.

Les liquides lorsqu'ils n'atteignent pas 100 degrés provoquent un érythème peu grave. L'eau phéniquée trop concentrée brûle, occasionnant une véritable gangrène.

Les solides, surtout les métaux portés au rouge provoquent des brûlures profondes, mais peu étendues, à moins qu'il ne s'agisse de substances adhérentes : soufre, phosphore, résine. La puissance des métaux en fusion est exceptionnelle : un malheureux ayant plongé son pied dans un flot de fonte n'en retira qu'un moignon carbonisé.

Division et symptômes. — Voici, d'après Dupuytren, le classification des brûlures, basée sur la profondeur des lésions :

Le PREMIER DEGRÉ est provoqué par une flamme restée un temps fort court en contact avec la peau, par un liquide ou un solide dont la température n'atteint pas 100 degrés. Il est caractérisé par de la rougeur, douleur, tuméfaction. Si ces accidents ont pour cause la radiation solaire, ils prennent le nom de « *coup de soleil* » à ne pas confondre avec le coup de chaleur.

Le DEUXIÈME DEGRÉ, provoqué surtout par l'eau en ébullition, fait naître des phlyctènes qui soulèvent l'épiderme, les bulles se déchirent et si la couche cornée qui les recouvre est enlevée, les papilles du derme mises à nu sont le siège d'une douleur intense. La surface suppure et la réparation laisse comme vestiges, de légères dépressions cicatricielles qu'on eût évitées si l'épiderme fut resté en place après l'écoulement de la sérosité.

Le TROISIÈME DEGRÉ, provoqué par le contact d'un corps métallique porté au rouge, ou par l'application prolongée de la flamme se caractérise par la désorganisation de l'épiderme, du corps muqueux de Malpighi et des papilles, les phlyctènes larges et nombreuses renferment un liquide sanguignolent. Parfois, il se forme des eschares sèches et noires. La douleur est vive, s'apaise après le premier jour et reparaît au cinquième ou sixième lorsque l'eschare tombe ; elle laisse une surface suppurante dont la cicatrice sera déprimée et blanche comme celle des anciens vésicatoires.

Le QUATRIÈME DEGRÉ provoque la destruction complète de la peau, le tissu cellulaire est atteint, une eschare noire et sèche est formée, limitée par un cercle blanc entouré d'une zone rouge. Les nerfs sont détruits, la douleur est moins violente. Les sphacèles se détachent, causant une vive inflammation. La cicatrice lente à se faire est profonde, soulevée par les brides saillantes.

Dans le CINQUIÈME CAS, la peau, le tissu cellulaire sont détruits, des troncs vasculaires et nerveux sont souvent compris dans la masse brûlée. Des cavités articulaires et splanchniques s'ouvrent parfois à la chute des eschares, ainsi il peut se produire des hémorragies, des arthrites purulentes.

Quant au SIXIÈME DEGRÉ, il entraîne avec lui la destruction du membre : tous les tissus sont carbonisés, le périoste est détruit, l'os se nécrose.

A ces signes locaux s'ajoutent les *phénomènes généraux* dont l'évolution comprend :

1° La *congestion* et la *douleur* ;
2° La *réaction inflammatoire* ;
3° La *suppuration*.

TRAITEMENT. — Dans les brûlures au premier degré, on calmera la douleur par des irrigations d'eau froide, des bains prolongés à une température inférieure à celle du corps.

Lorsque la brûlure est au deuxième degré, il faut éviter d'arracher l'épiderme soulevé par les phlyctènes ; aussi ouvrira-t-on les vésicules au point le plus déclive, de manière que la pellicule se réapplique sur les papilles à nu ; la douleur est moins vive et la suppuration moins à craindre. S'il arrivait d'enlever l'épiderme avec les vêtements brûlés, on mettrait une feuille d'ouate sur les parties lésées jusqu'à la reproduction de la couche épidermique et, si une exsudation séreuse traversait le coton, de nouvelles lames seraient ajoutées aux premières.

Dans les autres degrés, il est naturellement indiqué d'avoir recours au médecin qui pourra utiliser un corps nouveau à base de paraffine l' « Ambrine » très recommandé en raison des résultats remarquables obtenus.

124. Fractures — On appelle *fracture* toute solution de continuité des os produite brusquement.

Causes prédisposantes des fractures. — D'abord la forme de l'os : les os longs sont plus souvent atteints que les os courts ou les os plats. L'âge a son influence surtout chez les adultes ; néanmoins, les os des vieillards résistent mal et se cassent plus facilement. L'influence de certaines maladies prédispose aux fractures : le rachitisme, l'ostéomalacie, les tumeurs malignes, le tabès, le scorbut, la goutte, la syphylis, etc...

Les *causes déterminantes* sont les causes extérieures, les contractions musculaires exagérées. La fracture est directe lorsque la solution de continuité se fait au point d'application du corps vulnérant. Au contraire, dans les chutes, l'os, pris entre la résistance du sol et le poids du corps, se courbe en arc et se rompt au point le plus faible : la fracture est indirecte.

Les fractures compliquées sont les fractures à foyers ouverts ou communiquant avec l'air extérieur. Les complications de fractures sont la transformation d'une fracture fermée en fracture ouverte ; le traumatisme a contusionné la peau ; il y a inflammation et gangrène et le foyer communique avec l'extérieur. Si une esquille, la pointe d'un fragment, vient percer une artère ou une veine, il en résulte une hémorragie. Elle s'accompagne parfois de luxation, d'arthrite, formation d'un certain degré d'ankylose : l'atrophie musculaire.

Lorsque les téguments sont détruits sur une grande étendue, que les tissus voisins sont meurtris et que l'os est brisé en plusieurs fragments, le cas est très grave. Non seulement, le médecin aura de la difficulté à poser les appareils, mais des accidents mortels éclatent souvent. Les fractures fermées sont moins graves.

Toute fracture, même la moins grave, altère la fonction, et le retour à l'intégrité première est presque exceptionnel ; il se produit du raccourcissement, les muscles perdent de leur énergie ; le point brisé est un lieu de moindre résistance.

Traitement. — Dans les fractures fermées, la tonicité musculaire, le traumatisme lui-même ont d'habitude déplacé les fragments osseux ; il faut remettre ces fragments en place, les *réduire*, puis on maintiendra la réduction par des appareils appropriés.

Pour réduire une fracture, un aide pratique une traction sur le fragment inférieur tandis qu'un autre aide maintient la racine du membre, ou mieux le corps pour l'empêcher d'être entraîné par la traction. Grâce à ce double mouvement : *extension* et *contre-extension*, le chevauchement cesse, les segments osseux se remettent dans l'axe et le chirurgien peut veiller à la *coaptation* qui consiste à donner aux fragments la position qu'ils avaient avant la fracture. Mais tout ceci doit se passer sous l'œil et le contrôle du médecin aidé par la radiographie.

Donc, ayant reconnu une fracture : douleur, impuissance et déformation du membre, conduire le blessé au médecin sans attendre. Si la fracture siège au pied, faire un pansement sommaire, réunir le pied sain et le pied blessé, nouer ensemble les deux jambes et les placer dans les deux branches d'un U formé par une couverture roulée ou un vêtement résistant, pour transporter le blessé sur un brancard. Si le blessé porte une fracture de la jambe, l'immobiliser avec deux attelles (interne et externe) bien maintenues avec des liens, puis nouer les deux membres inférieurs ensemble. Pour la cuisse, même soins.

§ 2. — PREMIERS SOINS A DONNER EN CAS D'ACCIDENTS

125. Asphyxie. — L'asphyxie est la suspension de l'hématose produite soit parce que l'air ne pénètre pas dans les poumons (submersion, strangulation), soit parce qu'un gaz délétère, un gaz impropre à la respiration s'est introduit dans les poumons (oxyde de carbone, acide carbonique, émanations des fosses d'aisances, etc...)

Les premiers soins à donner à l'asphyxié consistent à le porter au grand air, à éloigner les causes qui ont amené l'asphyxie, puis il faut rétablir la respiration. On y arrive en frictionnant les membres, le rachis, en pratiquant surtout la respiration artificielle

126. Asphyxie par les gaz méphitiques — Ce genre d'asphyxie est produit par les poëles à combustion lente (CO), par le charbon brûlant dans un local bien clos (CO_2 et CO), par l'air confiné (CO_2), par les émanations des fosses d'aisances (H_2S); enfin, dans les mines, par les gaz toxiques et ceux provenant de la déflagration de la poudre (CO_2, CO et H_2S).

C'est l'oxyde de carbone qui joue le principal rôle ; il est éminemment toxique, parce que les globules du sang se combinent avec lui et ne peuvent plus être régénérés par l'oxygène. La mort survient par la suppression de l'hématose.

Si la quantité d'oxyde de carbone absorbé est peu considérable, l'individu éprouve des étourdissements, des maux de tête violents, des nausées et tout rentre dans l'ordre s'il peut s'éloigner et respirer longuement à l'air libre. Mais si, par suite de sa profession, il est exposé souvent à respirer ce gaz, il ne tarde pas à éprouver ce qu'on appelle le *mal des mines*, c'est-à-dire de l'anémie et de la faiblesse générale.

L'oxyde de carbone tue un oiseau placé dans un milieu contenant $\frac{1}{5000}$ de ce gaz. C'est donc là un moyen pratique de connaître sa présence (Laveran). Les réactions chimiques de ce gaz ne paraissent pas, du moins jusqu'à présent, donner des résultats satisfaisants ; elles exigent des appareils spéciaux, tels que le grisoumètre de M. Coquillon.

Les émanations des égouts et des fosses d'aisances renferment peu d'oxyde de carbone, mais elles contiennent du sulfhydrate d'ammoniaque, de l'acide carbonique, des hydrosulfures, des gaz carbonés, de l'azote. Ces gaz constituent par leur ensemble ce qu'on appelle le *plomb*, dont les symptômes ordinaires d'empoisonnement sont les douleurs ordinaires et stomacales, une constriction du gosier, des maux de tête, des envies de vomir, du délire, des convulsions et la mort par asphyxie.

Quelquefois, les accidents sont excessivement rapides, l'individu tombe foudroyé et meurt en quelques secondes, avant qu'on ait pu lui porter secours.

SOINS A DONNER. — Dans le cas d'asphyxie par les gaz méphitiques, il faut exposer l'asphyxié à l'air, l'asseoir la tête verticale, pratiquer immédiatement la respiration artificielle pendant qu'un aide lui jette avec force des pots d'eau froide sur le corps et le visage. Continuer ainsi jusqu'à ce que quelques signes de vie se manifestent. (Si l'asphyxie a été causée par le gaz des fosses d'aisances, et si on le peut, on aura soin d'arroser le local et les vêtements avec de l'eau chlorurée).

On excite ensuite les vomissements en titillant la luette et quand l'asphyxié peut avaler, on lui fait boire quelques cuillerées d'eau vinaigrée, ou du jus de citron, de l'eau de mélisse.

Dès que la respiration se fait, on porte le malade dans un lit chauffé, on lui frictionne les membres, le rachis ; on lui donne un lavement chaud, additionné d'une cuillerée à café de vinaigre et on met des sinapismes aux jambes. Aussitôt que cela sera possible, faire procéder avec prudence à des inhalations d'oxygène pur.

127. Strangulation. — Couper le lien, desserrer les vêtements, élever la tête et la poitrine. Pratiquer la respiration artificielle tout en projetant de l'eau sur le visage et mettre des sinapismes aux jambes.

128. Submersion. — Si la submersion n'a duré que 4 à 5 minutes, le noyé peut être rappelé à la vie. Les secours sont rarement efficaces à partir de 15 minutes de submersion. Il faut cependant toujours secourir un noyé et *insister longtemps* sur les moyens de le ranimer.

Il faut déshabiller rapidement le noyé et l'essuyer avec un linge chaud si c'est possible.

Elever un peu la tête, l'incliner sur le côté droit pour faciliter la sortie des liquides, des mucosités par la bouche, dont on aura soin d'extraire les sables et les graviers.

Titiller la luette avec le doigt, une barbe de plume pour faire rendre l'eau absorbée.

Quelques gouttes d'alcool ou d'eau de Cologne sur la langue sont utiles, mais ne pas donner à boire.

Pratiquer la respiration artificielle ; faire des frictions sèches avec un morceau de drap ou de flanelle. Continuer longtemps ces frictions et la respiration artificielle (procédé Laborde surtout).

Pour combattre la congestion de la face, mettre des sinapismes aux cuisses et aux jambes.

129. Insolation. — Cet accident, commun dans les travaux en plein air, les marches, se manifeste ordinairement par une grande transpiration, des maux de tête ; l'homme s'agite inconsciemment comme une machine, il ne voit plus ce qui l'entoure, il titube comme un homme ivre, ses yeux deviennent fixes, la face est rouge, quelquefois elle devient pâle, le cœur bat rapidement et l'homme tombe pour ne plus se relever s'il n'est pas secouru.

Il faut placer l'asphyxié dans un lieu aussi frais que possible, ouvrir largement les vêtements. Pratiquer la respiration artificielle (procédé Laborde), jeter de l'eau sur la tête, sur la figure, flageller la poitrine avec un linge mouillé ; sinapismes aux membres inférieurs.

Aussitôt que le malade respire, on donne à boire de l'eau vinaigrée ou de l'eau de citron, pas de boissons alcooliques.

130. Froid. — Les accidents ressemblent à ceux causés par la chaleur ; l'homme éprouve une lassitude générale et douloureuse, ses jambes vacillent, ses yeux sont hagards, immobiles, sa face est rouge, sa respiration se ralentit ainsi que les battements du cœur ; il tombe engourdi et la mort peut survenir. Quelques-uns sont atteints de mouvement épileptiformes, de délire, d'hémorragies nasales, d'une tendance invincible au sommeil.

Il faut rétablir lentement la chaleur par des frictions avec de la neige, avec des linges trempés dans l'eau froide, faire la respiration artificielle, placer le malade dans une chambre sans feu. Quand il respire et se ranime, on lui donne quelques gouttes d'un cordial alcoolique, du café. Enfin, on l'empêche de s'endormir en lui donnant un cordial à l'eau vinaigrée, à l'eau salée.

131. Plaies. — Toute plaie nécessite un pansement. Le pansement doit être propre. Un pansement antiseptique peut être, d'une façon générale, confectionné de la manière suivante :

1° Laver la plaie avec de l'eau bouillie ou légèrement phéniquée, avec du vin, de l'eau-de-vie, après l'avoir débarrassée des corps étrangers qui la souillent (terre, sable, lambeaux de vêtements, etc....)

2° Appliquer sur cette plaie une compresse trempée dans un liquide antiseptique (bichlorure de mercure à 1/1000ᵉ, solution phéniquée au 5/100ᵉ, alcool, eau-de-vie, vin à défaut d'autre liquide).

3° Sur cette compresse, placer une étoffe imperméable ou du coton hydrophile très propre.

4° Maintenir le tout par une bande antiseptique ou par un linge triangulaire imbibé aussi d'une solution antiseptique.

Hémorragies. — L'*hémorragie artérielle* est la plus grave parce que les artères n'ont aucune tendance à s'obstruer.

Le sang est très rouge ; il sort avec un jet saccadé concordant avec les battements du cœur. L'hémorragie s'arrête si l'on comprime l'artère entre le cœur et la plaie.

L'*hémorragie veineuse* est moins persistante ; les bords de la veine se rapprochent et facilitent la formation d'un caillot sanguin obturateur. Le sang est noir et sort en un jet continu ; la compression au-dessus de la plaie augmente l'hémorragie.

Dans l'*hémorragie capillaire*, le sang se répand en nappe ; une compression de quelques minutes l'arrête ordinairement, car des caillots sanguins se forment vite dans les petits vaisseaux.

Compression des vaisseaux. — Dans le cas d'une hémorragie grave, il faut comprimer le vaisseau qui donne. Pour cela, il est des lieux d'élection connus du praticien. En attendant son arrivée, on essaiera de comprimer l'artère dans la plaie : un ou deux doigts sont introduits et la compression se fait sur le plan osseux sous-jacent. Puis, on remplace le doigt par un mouchoir disposé en entonnoir et le cul de sac est bourré de charpie, linge, drap, coton, etc.... Si l'hémorragie ne s'arrête pas, on fait la compression mécanique en entourant le membre d'un lien (corde, cravate, etc.,..) que l'on resserrera après l'avoir noué en passant un bâtonnet que l'on tourne plus ou moins et que l'on arrête par un nouveau lien. C'est le *garrot*. Un bon garrot est la bande de caoutchouc de 5 à 6 mètres qu'on enroule en la serrant sur le membre de l'extrémité de la racine : par exemple du pied au haut de la cuisse, et là on ajoute encore un lien circulaire.

TABLE DES MATIÈRES

CHAPITRE III

Vapeurs, gaz et poussières mêlés à l'air.

§ 1er. DANGERS, SUIVANT LEUR NATURE, DES VAPEURS ET DES GAZ.

§ 2. — POUSSIÈRES.

§ 3. — MOYENS DE PRÉVENIR LES DANGERS DUS AUX VAPEURS GAZ OU POUSSIÈRES MÉLANGÉS A L'AIR.

CHAPITRE IV

Action de la chaleur. Le travail devant les feux.

§ 1er. — INDUSTRIES OU LES OUVRIERS PRODUISENT UN TRAVAIL
EXCESSIF DEVANT LES FEUX.

§ 2. — INFLUENCES PATHOGÉNIQUES DU TRAVAIL DEVANT LES FEUX.

§ 3. — MESURES D'HYGIÈNE APPLICABLES AU TRAVAIL DEVANT LES FEUX.

CHAPITRE V

Humidité. — Buées.

§ 1er. — HUMIDITÉ.

CHAPITRE VI

Fatigue et surmenage.

CHAPITRE VII

Hygiène corporelle.

CHAPITRE VIII

Le travail au milieu du bruit.

CHAPITRE IX

Accidents causés par l'air comprimé.

CHAPITRE X

Accidents causés par les courants électriques.

CHAPITRE XI

Le travail dans le milieu souterrain.

CHAPITRE XII

Pathologie des accidents du travail.

§ 1er. — ACCIDENTS PROVOQUÉS PAR LES MACHINES ET MÉCANISMES.

§ 2. — PREMIERS SOINS A DONNER EN CAS D'ACCIDENTS.

Vannes. — Imprimerie Lafolye Frères, 2, place des Lices. 319-19.

COURS ET INSTRUCTIONS remis aux Auditeurs et Correspondants *(Suite)*

Cours d'Automobiles :
Livre I. Moteurs. — *Livre II*. Moteurs *(suite)*. — *Livre III*. Voitures automobiles.
Cours d'Aviation :
Livre I. Appareils d'aviation et propulseurs. — *Livre II*. Moteurs.
Cours de description des appareils évaporatoires, moteurs et auxiliaires :
1re *Partie*. Chaudières et accessoires. — 2e *Partie*. Machines alternatives. — 3e *Partie*. Turbines à vapeur. — 4o *Partie*. Moteurs à explosion et à combustion.
Cours de conduite, entretien, avaries, réparations, montage des appareils évaporatoires, moteurs et auxiliaires.
1re *Partie*. Phénomènes physiques et chimiques. — 2e *Partie*. Conduite. — 3e *Partie*. Entretien, avaries et réparations. — 4e *Partie*. Montage.
Cours de Législation et de réglementation maritimes.
Cours élémentre d'électricité théorique et pratique.
Principes de physique et de mécanique.
Cours de Régulation.

X. — Droit, Législation

Eléments de Droit administratif et de Droit pénal.
Droit administratif : Pouvoirs publics. Domaine public. Voirie et travaux publics.
Commentaires des clauses et conditions générales imposées aux entrepreneurs.
Cours de Législation des Routes et chemins.
Cours de Législation des Chemins de fer.
Cours de Législation des Chemins de fer métropolitains.
Cours de Législation des Eaux.
Cours de Législation de l'Electricité.
Cours de Législation des Mines.
Législation du Travail et Prévoyance sociale (M. Massé).
Cours de Législation du Travail et notions de Législation ouvrière et industrielle :
Livre I. Lois appliquées par les inspecteurs du travail. — *Livre II*. Notions de Législation ouvrière.
Législation du Travail. Annexes.
Cours de Législation du Bâtiment :
Livre I. Le Constructeur. — *Livre II*. La Construction.
Cours de Législation et d'Economie rurales à l'usage des géomètres :
Livre I. Le Bornage. — *Livre II*. Compléments de Droit civil et administratif. Economie rurale.
Cours de Droit commercial et de transports par chemins de fer.
Cours de Droit commercial et Introduction à la pratique des affaires.
Notions élémentaires de Droit civil.
Notions de Droit pénal.
Notions sur l'Instruction criminelle.

XI. — Exécution des Travaux

Notions de Pratique des travaux et de pratique du service.
1re *Partie*. Matériaux de construction. — 2e *Partie*. Préparation et mise en œuvre des matériaux. — 3e *Partie*. Procédés généraux de construction. — 4o *Partie*. Outillage général des chantiers de travaux publics.
Cours de Pratique des travaux et de rédaction des projets. Guide de l'Ingénieur :
1re *Partie*. Matériaux de construction. Maçonneries. — 2e *Partie*. Exécution des travaux de terrassements. Ouvrages d'art. Fondations. — 3e *Partie*. Instructions générales sur la rédaction des projets.
Organisation générale d'une entreprise de travaux publics.
Cours de Pratique des travaux et de rédaction des projets. Annexes.

XII. — Routes, Voirie, Navigation intérieure, Travaux maritimes

Cours de Routes. Chemins vicinaux et Voies ferrées sur chaussées.
Cours de Voirie urbaine et assainissement.
Cours pratique de Voirie vicinale.
Notions de Navigation intérieure.
Navigation intérieure :
1re *Partie*. Rivières à courant libre. — 2e *Partie*. Rivières canalisées. Barrages. — 3e *Partie*. Rivières canalisées. Ecluses. — 4e *Partie*. Canaux. — 5e *Partie*. Barrages pour retenue d'eau.
Notions de Travaux maritimes.
Cours de Travaux maritimes :
Livre I. Notions générales. — *Livre II*. Etude des différents ouvrages d'un port maritime. — *Livre III*. Côtes, fleuves et canaux maritimes, outillage, administration.

XIII. — Topographie et Tachéométrie

Notions de Topographie (Levé des plans et nivellement).
Cours de Topographie :
1re *Partie*. Topométrie. — 2e *Partie*. Levés de Topographie générale. — 3e *Partie*. Opérations souterraines.
Cours de Tachéométrie.
Levés d'études à la planchette.
Calcul numérique des contenances.
Calcul graphique des contenances.

XIV. — Organisation Administrative et Industrielle, Tenue des bureaux

Cours de commerce industriel: *Livres I* et *II*.
Cours de Pratique du Service des Ponts et Chaussées *(Texte et modèles)*.
Organisation des travaux du géomètre.
Cours de Service postal :
Livre I. Organisation du service. Correspondance postale. — *Livre II*. Services accessoires de la poste. Caisse et Comptabilité. Contentieux et réclamations.
Service Télégraphique.
Service Téléphonique.

XV. — Electricité et Applications

Cours pratique d'Electricité théorique et industrielle :
Livre I. Notions d'électricité théorique. — *Livre II*. Applications industrielles.
Notions théoriques et pratiques d'Electricité industrielle.
Cours moyen d'Electricité théorique et industrielle :
Livre I. Electricité théorique. — *Livre II*. Machines électriques.
Applications industrielles de l'Electricité.
Cours d'Electricité industrielle :
Livre I. Lois et formules fondamentales de l'Electricité. Etude des dynamos génératrices et des moteurs à courant continu. — *Livre II*. Appareils et tableaux de distribution à courant continu. Distribution par courant continu. Accumulateurs. — *Livre III*. Lois des courants alternatifs. Alternateurs. Transformateurs. — *Livre IV*. Distribution par courants alternatifs. Lignes et appareillage pour courants alternatifs. Alternomoteurs.
Installations à haute tension et usines centrales.
Cours de Traction électrique :
Livre I. Matériel roulant. — *Livre II*. Voie électrique. — *Livre III*. Mouvement des trains sur les voies ferrées.
Cours de Mesures électriques.
Cours d'essais de machines.
Cours de Construction des machines électriques :
Livre I. Matériaux de construction. Organes des machines. Bobinages *(avec atlas)*. — *Livre II*. Construction des machines électriques.
Cours d'Eclairage électrique.
Dangers des courants électriques.

XVI. — Bâtiment. Architecture

Notions sur le Bâtiment.
Cours raisonné et détaillé du Bâtiment :
1re *Partie*. Fondations. — 2e *Partie*. Maçonneries. 3e *Partie*. Echafaudages. Outillages du chantier. Etaiement et reprise en sous-œuvre. — 4e *Partie*. Notions sur la Résistance des maté-

riaux spécialement appliquée au bâtiment. — 5e *Partie*. Bois et fers. Petite charpente et menuiserie. — 6e *Partie*. Charpente en bois et en fer. — 7e *Partie*. Travaux complémentaires. Couverture, vitrerie, peinture. — 8e *Partie*. Alimentation en eau et installations sanitaires. — 9e *Partie*. Chauffage et ventilation. — 10e *Partie*. Distribution et installation d'ensemble d'un bâtiment. — 11e *Partie*. Détermination du mode de construction et du parti architectonique. — 12e *Partie*. Instruction pour la rédaction d'un projet. — 13e *Partie*. Instruction pour le lever de bâtiment. — 14e *Partie*. Métré et estimation du bâtiment.
Ascenseurs et monte-charges.
Construction et installat. des Bâtiments agricoles.
Construction des Usines et des établissements industriels.
Cours d'Architecture :
Livre I. Eléments d'Architecture. — *Livre II*. Composition architecturale.

XVII. — Béton armé

Précis pour le calcul des ouvrages en béton armé.
Cours de Béton armé:
Livre I. Procédés généraux de construction et calcul des ouvrages. — *Livre II*. Applications du béton armé.

XVIII. — Chemins de fer

Cours de Chemins de fer :
1re *Partie*. Etudes et travaux d'infrastructure. — 2e *Partie*. Matériel fixe de la Voie. — 3e *Partie*. Superstructure et entretien de la Voie et des Bâtiments. — 4e *Partie*. Matériel roulant. — 5e *Partie*. Exploitation technique. — 6e *Partie*. Exploitation commerciale.
Cours de Tramways et de Chemins de fer métropolitains.
Cours de pratique du Service. Organisation du service de la voie dans les Compagnies de Chemins de fer.
Cours de Voies ferrées d'intérêt local :
Livre I. Concession. — *Livre II*. Construction. — *Livre III*. Matériel roulant. Exploitation. Chemins de fer spéciaux.

XIX. — Mines et Métallurgie

Cours d'exploitation des Mines :
Livre I. Généralités. Sondages. Exploitation à ciel ouvert. — *Livre II*. Généralités sur l'exploitation à ciel souterrain. Fonçage des puits. — *Livre III*. Abatage. Creusement et soutènement des galeries. — *Livre IV*. Méthode d'exploitation souterraine. Remblayage. Transports souterrains. — *Livre V*. Extraction. Aérage. Eclairage. — *Livre VI*. Epuisement. Installations de surface. Accidents et règlements des mines.
Cours de Prospections minières :
Livre I. Prospection minière proprement dite. — *Livre II*. Etude spéciale des gîtes minéraux et métallifères.
Cours de Métallurgie :
Livre I. La Fonte. — *Livre II*. Elaboration des Fers et des Aciers. — *Livre III*. Travail du Fer et de l'Acier. — *Livre IV*. Essais mécaniques des Fers et des Aciers. — *Livre V*. Métallurgie des principaux métaux usuels autres que le Fer.
Chimie analytique appliquée à la métallurgie.

XX. — Rédaction des projets

Notions sur le Métré (Cubature des terrasses et ouvrages d'art).
Cours de projet de Tracé et de terrassements (texte et planches).

Instruction pour la rédaction d'un projet complet de viabilité.
Cours d'Ouvrages d'art :
1re *Partie*. DESCRIPTION ET MÉTRÉ : *Livre I*. Ouvrages en maçonnerie. — *Livre II*. Ouvrages en bois et en métal. — *Livre III*. Stéréométrie ou métré.
2e *Partie*. RÉDACTION DES PROJETS : *Livre I*. Instruction sur la rédaction des projets. — *Livre II*. Ponts en maçonnerie. — *Livre III*. Ponts métalliques.
Cours de Ponts en maçonnerie :
Livre I. Généralités. — *Livre II*. Etude des divers éléments des ouvrages. — *Livre III*. Projet et exécution des ouvrages.
Cours de Constructions métalliques :
Livre I. Généralités. — *Livre II*. Etude des assemblages et détails de constructions. — *Livre III*. Charpente en fer. — *Livre IV*. Ponts métalliques. — *Livre V*. Montage et épreuves. Etablissement d'une entreprise et estimation. — *Livre VI*. Etude des avant-projets de ponts métalliques à une seule travée.

XXI. — Hygiène et Accidents du travail

Cours d'Hygiène professionnelle :
Livre I. Hygiène générale des établissements. — *Livre II*. Hygiène professionnelle. — *Livre III*. Accidents.
Cours de Prévention des accidents du travail.
Hygiène du travail.

XXII. — Divers

Conseils aux Candidats à la veille des examens (Adjoint technique, Conducteur des Ponts et Chaussées, Commissaire de surveillance).
Cours d'Algèbre (calcul algébrique).
Législation du Travail. Annexes.
Législation du Travail (M. Zacon) :
Livre I. Réglementation du travail des enfants, des femmes et des adultes. — *Livre II*. Repos hebdomadaire. Hygiène et sécurité des travailleurs. — *Livre III*. Accidents du travail. — *Livre IV*. Conventions relatives au travail. Groupements professionnels. Conciliation et arbitrage.
Cours de Mécanique et Physique industrielles :
Travail du bois et des métaux. — Combustion. — Fours. — Industries textiles.
Formulaire mathématique et technique.
Les Bois français et étrangers.
Rôle de l'Ingénieur et les travaux aux colonies.
Mécanique et Physique industrielles. Des Unités.
Table des moments d'inertie et renseignements divers pour calculs de résistance.
Problèmes de raccordements circulaires tangentiels des voies de chemins de fer.
Guide pratique à l'usage des commissaires de surveillance.
Guide du surveillant des travaux.
La Taylorisation et son application aux conditions industrielles de l'après-guerre.
Le Problème commercial. Organisation rationnelle du Commerce Industriel.

XXIII. — Ecole supérieure des Postes et des Télégraphes

Cours de Construction de lignes télégraphiques et téléphoniques (2 volumes).
Cours d'Installations téléphoniques.
Cours d'Installations télégraphiques (2 volumes).
Cours élémentaire de télégraphie sans fil.
Les derniers progrès réalisés en Télégraphie.
Principes d'Electricité.
Cours d'applications industrielles de l'Electricité (M. Maureau).
Cours d'Exploitation postale (2 volumes).
Cours de Comptabilité et de Droit budgétaire.
Moteurs thermiques.

Service spécial de rédaction et vérification de projets

Projets et Consultations pour MM. les Ingénieurs, Conducteurs, Architectes, Municipalités, etc.

Imp. *L'Union Typographique*, Villeneuve-Saint-Georges.

9 782329 729459